医者が教える
食事術
The Ultimate Guide to Developing Healthy Eating Habits
最強の教科書

20万人を診てわかった
医学的に正しい食べ方68

医学博士
牧田善二
ita Zenji

ダイヤモンド社

はじめに

健康格差は毎日の「食べ方」で決まる

食事はパフォーマンスを上げる最強のスキル

私は糖尿病専門医として38年間、延べ20万人以上の患者さんを診てきました。

糖尿病の患者さんは働き盛りのビジネスパーソンに多いのですが、実は糖尿病があると、心疾患や脳疾患、がんや認知症などあらゆる病気にかかりやすくなります。そのため、私も患者さんも、糖尿病の治療だけに専念しているわけにはいきません。むしろ、さまざまな病気の予防や早期発見に努めることが重要な課題になります。

そうした日々を過ごしてきた私の目には、一見同じように働いているビジネスパーソンの中に大きな**「健康格差」**が広がっていることが見て取れます。

80歳くらいまで働いて、100歳を超えても元気でいるだろうと思える人がいる一方で、定年までの段階で命に関わる病気に見舞われてしまうのではないかと心配になる人がたくさんいます。

たとえば、40歳前後のビジネスパーソンを100人集めたとしたら、そのうちの2割くらいが**「健康上流」**で、残りの8割は残念ながら**「健康下流」**と言わざるを得ません。

その格差は、40歳の段階ではなかなか自覚できないかもしれません。しかし、実際には仕事のパフォーマンスが落ち、確実に健康は蝕《むしば》まれていきます。そして、50代を迎えたあたりから現実的な病気として現れ始めます。

ビジネスパーソンの間に健康格差をつくりだしているのは、間違いなく**「日々の食事」**です。食べるものは、あなたが考えているよりもはるかに、あなたの健康を左右し、**仕事のパフォーマンスにも影響を与えます**。

バリバリ働くビジネスパーソンが最も大事にしなければならないのは、売上数字でも人脈でもなく、パフォーマンスを上げるべく動いている自分自身に、いかに正しい栄養を注入するかということです。

どれほど優れた高級車でも、不純物だらけの怪しいガソリンを入れたらうまく動かなくなることは、簡単に想像がつくでしょう。ところが、自分自身の体となると、平気でそれをやってしまっているビジネスパーソンが多いのです。

不調の原因の9割は「血糖値」である

人体のメカニズムにそった正しい食事とは？

「いやいや、俺は毎日ハイオク並みのものを口にしているよ」

こんな自信に満ちた反論も聞こえてきそうです。

いまは、健康と食事の関わりについて考える人も増えており、知的なビジネスパーソンであれば、「〇〇が体にいいらしい」などという情報にも敏感に対応していることでしょう。

しかし、そこには大きな落とし穴があります。

みなさん、「〇〇がいい」「〇〇は悪い」とその「成分」にばかり着目していますが、実はそれよりもはるかに重要なことがあります。

人間の体には**「消化・吸収のシステム」**が備わっています。それによって口から食べたものが消化され、「形を変えた栄養素」になり、必要に応じて吸収されていきます。

この「形を変えた」というところが大事で、食べたものはそのまま肉体の一部になるわけではなく、代謝の過程で構成を変え、さまざまな物質へと合成されていきます。

こうした仕組みを理解する学問を**「生化学」**と言います。生化学は生命現象、いわば**人体のメカニズム**を究明するものです。

詳しくは後述しますが、人間は昔から変わらない消化・吸収のシステムを持ち、それをコントロールしているのが「脳の指令」です。こうしたメカニズムから逸脱する食事法というのは本来あり得ません。

しかし世の中には、多くの〝あり得ない〟食事法が次から次へと登場しています。

私は、多くの医者が嫌がる「亀の甲」と呼ばれる化学式だらけの生化学を深く学び、食べ物を消化・吸収する過程において人間の体にどんな反応が起きるかを熟知しています。

そんな私から見ると、絶対に口にしてはならないものが現代社会には溢れています。

本書でもたびたび取り上げますが、缶コーヒーやジュースといった**「咀嚼《そしゃく》を必要としな**

い糖質」などは、その典型です。しかし、多くのビジネスパーソンが、毎日それらをせっせと吸収しているのです。

- **じわじわと増えてきた体重が落ちない**
- **血圧が高いと指摘された**
- **疲れやすい**
- **仕事中に眠くなってしまう**
- **集中力が続かない**

あなたも、いろいろな不調を抱えていることでしょう。

実は、そうしたことの根本原因は、**「血糖値」**にあります。

詳しくは本文で説明しますが、ビジネスパーソンを悩ませる**病気や不調の9割以上は血糖値の問題**です。血糖値が高いこと、あるいは急激な上昇下降を繰り返すことが、私たちの体に想像以上のダメージを与えます。

そして、それは現代人ならではの「食事様式」が生み出しています。よく「バランスのいい食事をとりなさい」などと指導されますが、いったい何をもってバランスのいい食事なのか、ほとんどの人が理解できていません。「いいつもり」でやっていることが、**「太る→老ける→病む」**という流れをつくってしまっているのです。

エビデンスのある最強の食事とは?

俗説・自己流健康法にダマされない

毎朝、ジューサーで搾《しぼ》ったフレッシュなオレンジジュースを飲んでから出かけるという40代の男性は、「自分は健康にいいことをやっている」と胸を張っています。では、そのエビデンスは何でしょう。「搾りたてだから健康にいいはず」では、到底、信頼できるエビデンスとは言えません。

そのジュースの中に、どれだけの糖が含まれているかわかっているでしょうか。それによって高血糖状態をあえてつくりだし、糖尿病をはじめとしたさまざまな病気に自ら近づいていることをわかっているでしょうか。

・仕事の前にはエナジードリンクで気合いを入れている
・栄養を考えて毎朝シリアルを食べている
・野菜不足を「1日分の野菜ジュース」で補っている
・カロリーをとり過ぎないように脂質を常に控えている
・筋肉をつけるためにプロテインを摂取している
・時間があればジョギングしている
・好きなお酒を控えている

自称「健康に気を遣っているビジネスパーソン」から聞くこうした工夫は、まさに**「病気になるための努力」**と言っても差し支えありません。正直なところ、大半のビジネスパーソンは仕事については非常に優秀でも、自分の口に入れるものについて、ひどく無知なのです。

たとえば、ダイエットのために必死でカロリーや脂肪を制限している人がいますが、いまの医学の常識では、肥満を生み出す原因は糖質であって、カロリーや脂肪は関係がありません。しかし、管理栄養士や医者でさえ、いまだにカロリー神話を信じている人が多くいます。

本書では、あなたがとるべき最強の食事について、最新のエビデンスに基づいて説明していきます。生化学という人間の体のメカニズムにそって、世界中の信頼すべき論文や20万以上に及ぶ私の臨床経験を踏まえてお伝えしていきますので、その内容は、よくありがちな俗説や自己流健康法、一部の論説を拡大解釈したようなものとはまったく異なっています。

本書を読んでくだされば、一時の流行に左右されず、**絶対的な食事術**を身につけることができます。それによって、「肥満・老化・病気」のすべてに対処することができます。

心身を健康に保つことは、パフォーマンスを最大化するための絶対条件です。食事はそのためのスキルに他なりません。年をとるほど代謝は下がりますので、仕事のできる人は「食べるもの」や「食べ方」をおろそかにしません。バリバリ働くためにも、健康な身体をつくることは必須だからです。

20代や30代の前半までなら、食事に無頓着でも問題なかったかもしれません。しかし、年を重ねるごとに、そのままでは徐々にパフォーマンスは落ちていきます。中年以降は、体に何を入れるのか、食事をどうマネジメントしていくかに意識的でなければいけません。ここが健康格差の分かれ道です。

本書は、まず序章で、多くのビジネスパーソンがわかっていない**「血糖値」**の大問題を説明します。大切なことは〝バランスのいい食事〟という曖昧なものではなく、**いかに血糖値をコントロールするかです**。多くの人が、どれだけ人体のメカニズムから外れた「自己流健康法」をやっているか実感していただけるでしょう。

第1章では、最新の医療データをもとに、**「医学的に正しい食べ方」**を20個まとめました。時間のない人は、ここを知っておくだけでも食生活は大きく好転します。

第2章から第5章までは、**「肥満」「老化」「病気」**がどのように起こるかというメカニズムを説明しながら、血糖値を上手にコントロールする食事術を解説します。

最後の第6章では、世界の長寿地域に関する文献をもとに、統計データが実証している**「長生きの10大ルール」**を見ていきます。

本書は、興味のある分野・項目から読み進めていただいても構いません。

この先もいい仕事をし、充実した人生を送りたいと望んでいるなら、本書を味方に、いますぐ食事を変えてください。

序章　人体のメカニズムにそった最強の食事

第1章

医学的に正しい食べ方20

ダマされる前に知っておきたい食事の新常識

第2章

病気を遠ざけ活力を取り戻す！やせる食事術

糖質制限で心身を整える技術

第3章

24時間のパフォーマンスを最大化する食事術

朝・昼・晩の食事で本来のパワーを高める技術

第4章
見た目・気力・体力を衰えさせない！　老けない食事術
若さとしなやかさを取り戻す食べ方

第5章

本来の免疫機能を回復させる！病気にならない食事術

現代人ががんを遠ざけるための食べ方

第6章 100歳まで生きる人に共通する10のルール

世界の統計データが教える長生きの秘訣

序章

人体のメカニズムにそった
最強の食事

血糖値のコントロールが
最大のカギである

俗説、自己流、極端な食事法にダマされずに、
医学的に正しい知識で
自分の体をマネジメントするには？

次から次へと現れるダイエット法や〝最新〟食事法。
それらは、人体のメカニズムを無視した食べ方だったり、
一部の効能の拡大解釈だったりと、首を傾げたくなるものも少なくない。
では、いったい何が正しい食べ方なのか？
最新の医療データや医学論文、臨床研究などから
肥満・老化・病気の原因となる「血糖値」の秘密を明らかにする。

知らずに体の不調をつくっているものとは？

いかにも健康に良さそうなものの正体

「今日も1日、頑張ろう」

保険関係の企業に勤める30代半ばのA氏は、毎朝、会社が入っているビルに設置された自販機で缶コーヒーを買います。それを持って自席につき、飲みながらパソコンを立ち上げメールチェック。こうして1日を始めるのが日課になっているのです。

A氏のように、缶コーヒーを欠かさないビジネスパーソンをよく見かけます。テレビで流されているCMでは、「すっきり目が覚め、爽やかな気分で仕事にのぞめる」といった印象づけを行っていますから、その影響を受けているのかもしれません。

しかし、健康を大事に考えるビジネスパーソンにとって、缶コーヒーは悪魔の飲み物。口にするのは絶対に避けたほうがいいのです。

缶に限らずペットボトルも同様ですが、そうしたものに入った「コーヒー飲料」は、カフェで売られているいれたてのコーヒーとはまったくの別物。**「砂糖の塊が解けた液体」**に過ぎず、健康に悪いことはあってもいいことなど1つもないからです。

図0-1を見てください。よく見かけるコーヒー飲料の、1本あたりの糖質含有量を示してあります。

「ボス とろけるカフェオレ」という商品の場合、100ミリリットルあたりの糖質*は8・9グラムですが、500ミリリットルのペットボトル1本を飲むと、角砂糖にして、なんと11個分くらいに値します。「ジョージア マックスコーヒー」という商品も250グラムと容量は多くないですが、1本あたり角砂糖6個分に値します。

コーヒー飲料に限りません。図0-2にあるように、自販機やコンビニで売られている身近な飲料は、大量の糖質を含んでいるものが多いのです。

コーラなどの甘い清涼飲料水が糖分を多く含むことはわかるとして、注意が必要なのは**いかにも健康に良さそうな商品**です。

代表的なところをあげただけで、ウイダーinゼリー・エネルギーに45グラム（角砂糖11個分）、C.C.レモンに50・5グラム（角砂糖12個分）、デカビタCに28・3グラム（角砂糖7個分）といった具合に大量の糖が含まれています。

本来、健康な人間の体内には約4・5リットルの血液があり、その中のブドウ糖濃度（血

＊正確には炭水化物＝糖質＋食物繊維だが、食品中の食物繊維はわずかなので、ここでは糖質≒炭水化物とする。

図0-1 人気の缶コーヒー飲料の糖質量（ペットボトルも含む）

商品名	100ml/100gあたりの炭水化物	容量	1本あたりの炭水化物	1本あたりの角砂糖
ジョージア マックスコーヒー	9.8g	250g	24.5g	6.1個
ボス とろけるカフェオレ	8.9g	500ml	44.5g	11.1個
スターバックス カフェラテ	8.6g	200ml	17.2g	4.3個
ボス カフェオレ	8.0g	185g	14.8g	3.7個
ダイドーブレンド ブレンドコーヒー	7.4g	185g	13.6g	3.4個
ドトール カフェ・オ・レ	7.1g	500ml	35.5g	8.8個
ジョージア エメラルドマウンテンブレンド	6.9g	210g	14.4g	3.6個
ボス レインボーマウンテンブレンド	6.8g	185g	12.7g	3.1個
ワンダ モーニングショット	6.6g	185g	12.5g	3.1個
ダイドーブレンド デミタス微糖	5.5g	150g	8.2g	2.0個
ジョージア ザ・プレミアム 微糖	3.2g	260ml	8.3g	2.0個

メーカーHPより数値を計算

図0-2 人気の清涼飲料水の糖質量

商品名	100ml/100gあたりの炭水化物	容量	1本／1袋あたりの炭水化物	1本／1袋あたりの角砂糖
ウイダーinゼリー・エネルギー	25g	180g	45g	11.2個
オロナミンCドリンク	15.8g	120ml	19g	4.7個
デカビタC	13.5g	210ml	28.3g	7.0個
ウェルチオレンジ100	12g	800ml	96g	24個
ファンタ オレンジ	11.5g	500ml	57.5g	14.3個
コカ・コーラ	11.3g	500ml	56.5g	14.1個
三ツ矢サイダー	11g	500ml	55g	13.7個
カルピスウォーター	11g	500ml	55g	13.7個
レッドブル	10.8 g	250ml	27g	6.7個
オランジーナ	10.4g	420ml	43.6g	10.9個
C.C.レモン	10.1g	500ml	50.5g	12.6個
カナダドライ ジンジャーエール	9g	500ml	45g	11.2個
カゴメ　野菜生活100オリジナル	（糖質）7.4g	200ml	（糖質）14.8g	3.7個
カゴメ　野菜一日これ一本	（糖質）6.8g	200ml	（糖質）13.7g	3.4個
ポカリスエット	6.2g	500ml	31g	7.7個
い・ろ・は・す もも	4.8g	555ml	26.6g	6.6個
アクエリアス	4.7g	500ml	23.5g	5.8個

メーカーHPより数値を計算

糖値）は空腹時90㎎／dℓです。つまり、その血液中には４グラム前後のブドウ糖が存在します。それだけあれば十分だから、この数値なのです。

では、４グラムでいいところに、コーヒー飲料などを飲んで、いきなり大量の砂糖がドバーッと入ってきたらどうでしょう。人間の体がまったく想定していなかった、ばかげた事態が起きるのです。

「血糖値」が健康管理の最大のカギである

日々のイライラから老化・病気まで生み出すもの

「血糖値」という言葉は、あなたもすでにご存じでしょう。会社の健康診断でも、**「空腹時血糖値」**や、ここ1～2か月の血糖値の推移を見る**「ヘモグロビンA1c値」**が調べられているはずです。これら数値が高ければ糖尿病が疑われます。

この血糖値、糖尿病に限らず、あなたの健康状態のすべてを決めると言っても過言ではないのです。

第一に、**「血糖値が高い状態が肥満をつくる」**という事実があります。

詳しいメカニズムは第2章で説明しますが、あなたが太るのは脂っこい食べ物をとったからではなく「血糖値が上がったため」です。逆に、血糖値を低く抑えることさえできれば、肉を食べようと、揚げ物を食べようとあなたは確実にやせていきます。

太っている人が「やせなさい」と医者から言われるのは、**肥満があらゆる病気の引き金になる**ことはもはや疑いの余地がないからです。脳疾患や心疾患、がん、認知症など、怖い病気はみんな肥満と関係しています。

一方で、糖尿病患者には、こうした病気の罹患率が高いことが明らかになっています。つまり、そもそも血糖値が高いこと自体が、体にあらゆる悪さをしているのです。

これも詳しくは後述しますが、血糖値が高いことで免疫力が落ち、さらには「ＡＧＥ」という悪玉物質が体の中でつくられ老化が進みます。血糖値が高ければ、血管も内臓も、皮膚などの外見もぼろぼろになってしまうのです。

また、血糖値が安定しないことで、イライラ、眠気、倦怠感、吐き気、頭痛といった不快な症状も招きます。

まさに血糖値は、健康管理における最大のカギと言えます。

それを理解している人たちは、自分の血糖値に無関心ではいません。

たとえば、海外のサッカーチームで活躍する、ある日本代表選手は、パフォーマンスを上げるために第2章で紹介する「FreeStyle リブレ」という器具を用いて血糖値をコントロールしているそうです。

リブレは本来、糖尿病の患者さん用に開発されたものですが、意識の高い人たちは自分の健康管理のために使いこなしています。

つまり、知的なビジネスパーソンがエビデンスのある健康づくりに励もうと思ったら、**「血糖値をコントロールする」**というテーマを第一に掲げるべきなのです。

そして、それには食事を大切に考えるしかありません。

現代人の多くが実は「糖質中毒」である

血糖値スパイクが引き起こす不快感

ところが、知的なはずのビジネスパーソンの多くが、飲む必要のない糖質たっぷりの飲料をとることで、朝から血糖値を盛大に上げています。

血糖値を上げるのは、ひとえに**糖質**です。脂質やタンパク質などは上げません。だから、バターで焼いた肉をたくさん食べても血糖値は上がらないし、血糖値が上がらないから太ることもありません。

一方、たった1本の飲み物が、血糖値を急激に上げ、肥満をつくり上げ健康を害してしまいます。そこには、大量の糖質が含まれているからです。

糖質は炭水化物と言い換えることができます。実際に、糖質たっぷりの清涼飲料水には「糖質○グラム」ではなく「炭水化物○グラム」と表記されているものがほとんどです。だから気づきにくいのです。

この糖質（≒炭水化物）は、**ごはんやパン、麺類、果物、ケーキやせんべいといったお菓子、清涼飲料水など**、ビジネスパーソンが普段から摂取しているさまざまな食べ物に含まれます。

こうした糖質を含む食べ物を摂取すれば、例外なく血糖値は上がりますが、上がり方はさまざまです。

次のページの図0－3のグラフを見てください。

ごはんやパンなど固体のほうが血糖値の上昇が緩やかです。それは胃の中での消化に時間がかかるからです。ところが、液体の場合、あっというまに胃をすり抜けて小腸へ届き

図0-3 血糖値の変化のイメージ

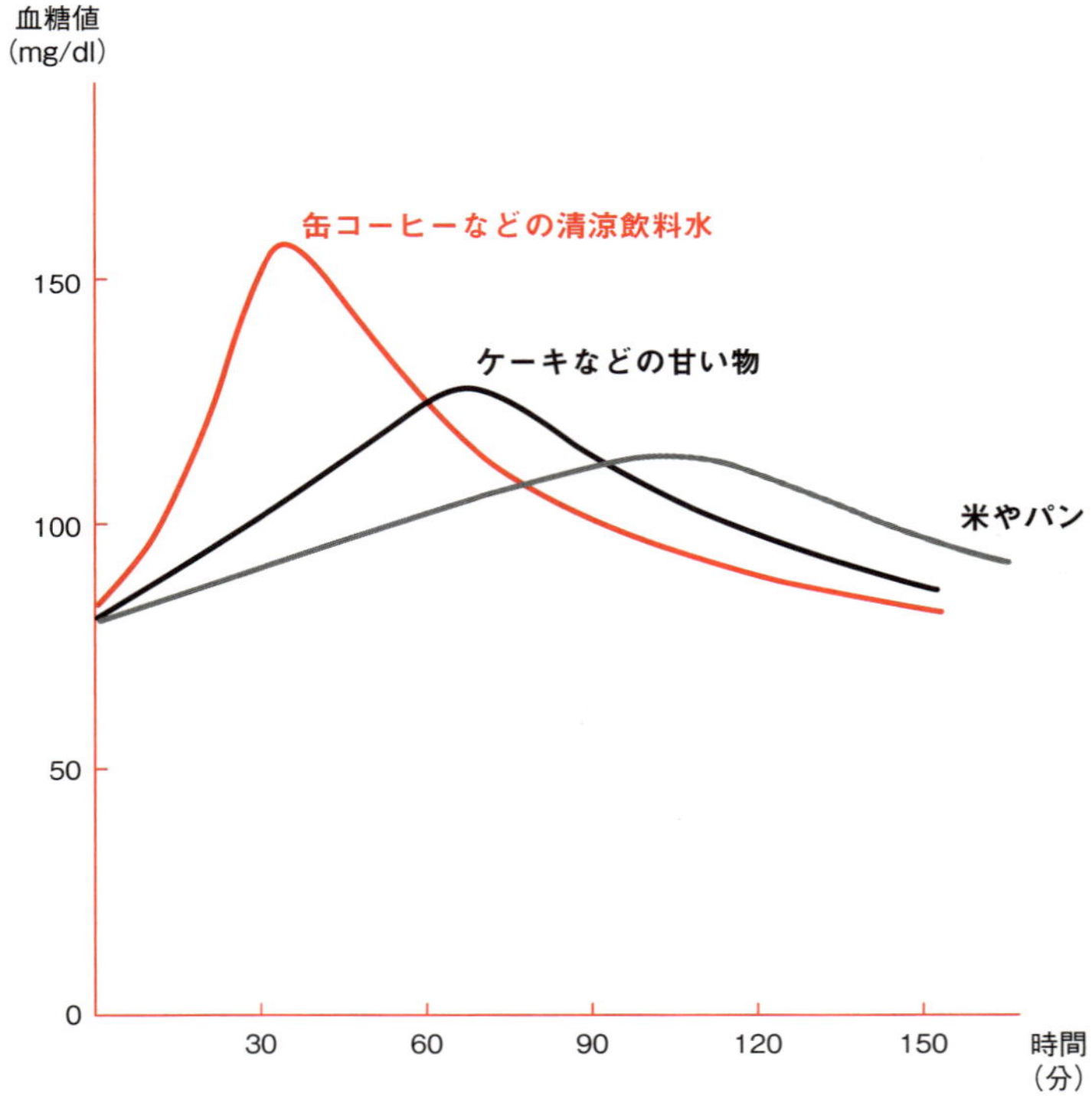

吸収されるために、一気に血糖値が上がるのです。

健康な人の血糖値は、空腹時で**80〜90mg／dℓ**（以下単位省略）前後です。そこでごはんやパンを含んだ食事をとれば、1時間後に120くらいまで上がり、やがてゆっくりと下降していきます。こうした緩やかなカーブならばいいのですが、液体で大量の糖質をとると、とんでもないことになります。

液体の糖質は口にしてすぐに血糖値が上がり始め、30分後にはピークに達してしまいます。缶コーヒーを1本飲めば、糖尿病のない健康な人でも30分後には血糖値が140くらいまで急上昇します。これを**「血糖値スパイク」**と呼びます。

血糖値スパイクが起きると、今度はジェットコースターのように一気に下降して、血糖値が低すぎる状態に陥ります。

このときに、体の中で起きている変化について簡単に説明しましょう。

血糖値がぐんと上がると、セロトニンやドーパミンといった脳内物質が分泌されて、ハイな気分になります。だから、「仕事前に気合いを入れるには缶コーヒーがぴったりだ」と誤解してしまうわけです。この、ハイな気分になるところを**「至福点」**と言います。

一方で、血糖値が急激に上がったことを察知した体は、それを下げるために慌てて膵臓から大量のインスリンというホルモンを放出します。そして、血糖値が急激に下がります。

血糖値が大きく下がると、ハイな気分から一転、イライラしたり、吐き気や眠気に襲われたりと不快な症状が出ます。

すると、「またあのハイな気分になりたい」とばかり、血糖値を上げる糖質が欲しくなり、同じことを繰り返してしまうのです。

これは、**「糖質中毒」**という脳がおかしくなってしまった非常に深刻な症状です。しかし、中毒に陥っている本人には、その自覚がまったくありません。

実は清涼飲料水などのメーカーは、**人の至福点について計算し尽くし、商品を設計しています**。言ってみれば、糖質中毒患者を増やすことで利益を得ているのです。知的なはずのビジネスパーソンが、それにまんまとはまってはいけません。

何がパフォーマンスを下げているのか？

多くの人が実は低血糖状態になっていた

血糖値の急激な変動は、糖質中毒を呼ぶだけではなく、日々の仕事のパフォーマンスも著しく低下させます。

低血糖の症状を示した次ページの図０－４を見てください。血糖値が70を切ればとても仕事に集中できる状態ではなく、さらに下がれば非常に不快な状況に陥るということがわかるでしょう。

しかしながら、健康診断では空腹時血糖値やヘモグロビンＡ１ｃ値を測定するだけで、こうした血糖値の「日内変動」を調べることはしません。だから、自分の体の中で血糖値スパイクが起きていることに気づかないケースが多々あるのです。もしかしたら、あなたもその１人かもしれません。

健康診断で空腹時血糖値やヘモグロビンＡ１ｃ値に異常が見られれば、実際に糖尿病かどうかを判断するために「糖負荷試験」という検査を受けることになります。

糖負荷試験とは、空腹状態で75グラムのブドウ糖を溶いた液体を飲み、その後、１２０分まで血糖値がどう変動するかを調べるものです。実際に糖尿病かそうでないかを判断する基準は図０－５のようになっています。

しかしながら、この検査は１２０分までしか計測しませんので、その後のことは本人も医者もわかりませんでした。

それを、３００分（5時間）後まで計測する実験が鹿児島県の今村病院分院などで行わ

図0-4 低血糖の症状

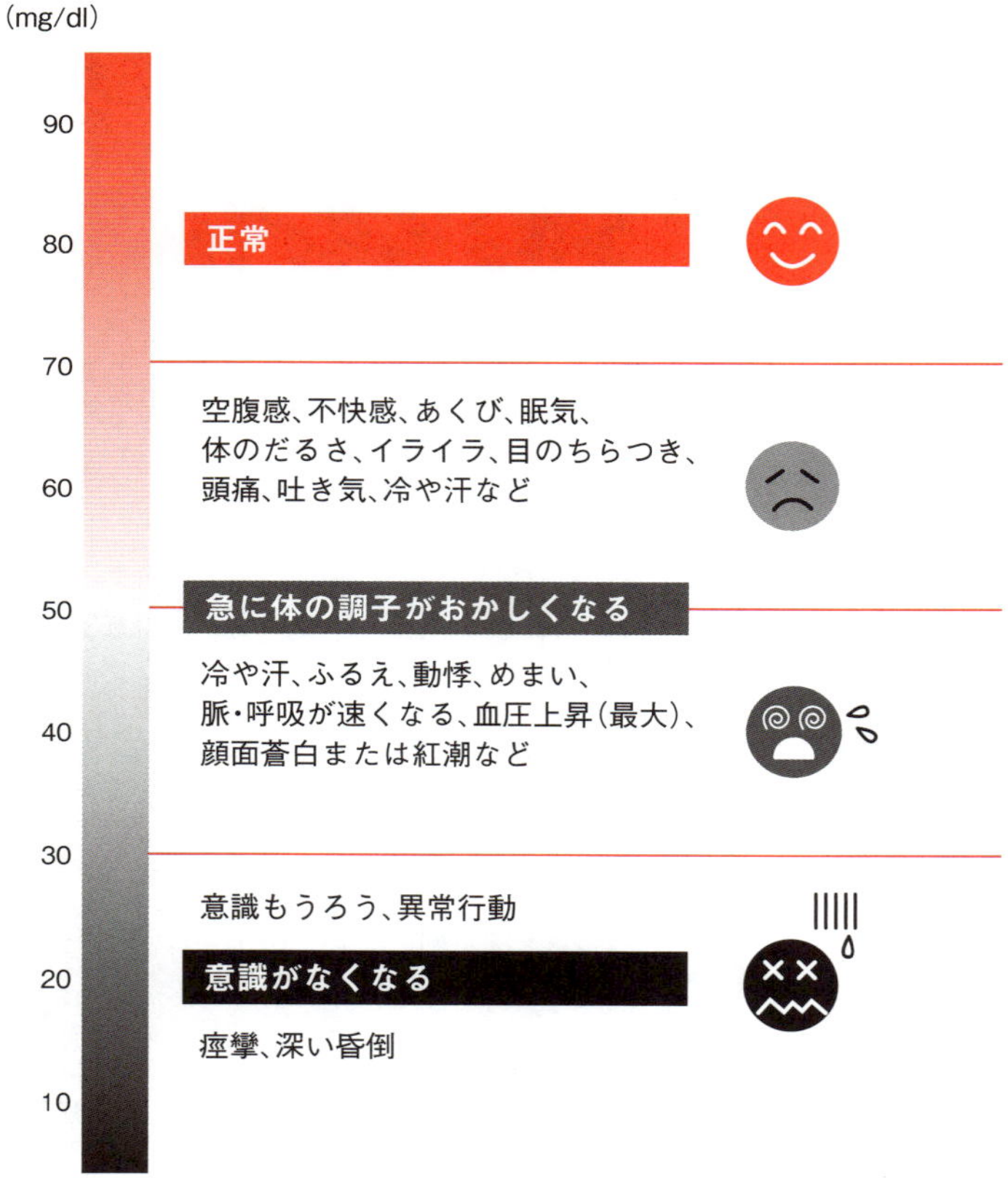

アークレイ(株)パンフレット(監修 南昌江内科クリニック院長 南昌江)より

図0-5 糖尿病の判定基準

糖尿病判定基準（静脈血漿値）

	正常値	糖尿病
0分	110未満	126以上
120分	140未満	200以上
	両者を満たすと 正常型	どちらかを満たすと 糖尿病

正常にも糖尿病にも属さないものを 境界型

注意：60分の血糖値が180以上の場合は糖尿病に悪化しやすいので境界型に準ずる

糖負荷試験の正常値

	血糖値（mg/dl）	インスリン値（μU/ml）
0分	84	10
30分	139	57
60分	123	51
90分	110	43
120分	103	40

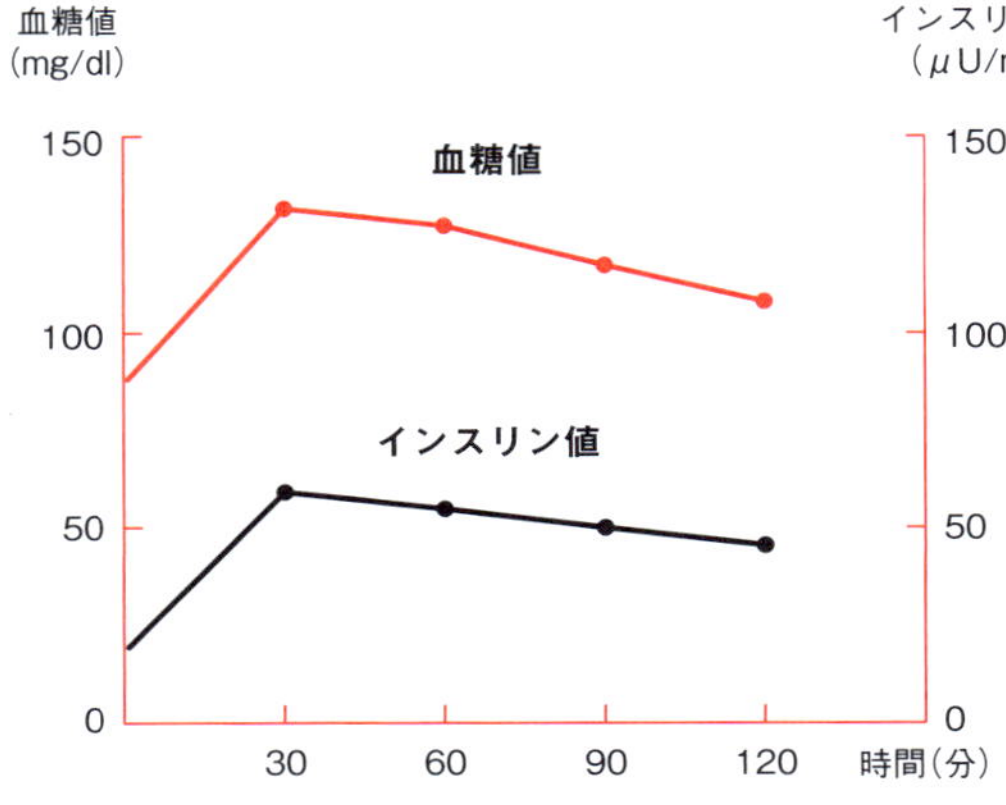

れたのです。この実験の被験者は5時間以上拘束され、11回もの採血を受けることになりますが、ボランティアで26人が参加しています。

そして、その実験結果は、非常に重要な示唆を私たちに与えてくれました。

なんと、健康なはずの被験者の中に、150分、180分という時間を経過してから、明らかな低血糖状態に陥る人が多く現れたのです。

図0-6、0-7を見ていただくとわかるように、20代の男性は150分後に55、40代の男性は180分後に58という低血糖状態を示しています。これは、かなりの不快症状を起こす数値です。

普段の健康診断では何も異常は指摘されずにいるのに、また、一般的な糖負荷試験ではわからなかったのに、実はこうした**危険な血糖値の変動**にさらされている人がたくさんいるということです。

そして、そんなことになってしまうのは、普段から**「見えない砂糖」**をとりすぎる生活に原因があり、現代のビジネスパーソンの多くが同様の環境に置かれていると私は考えています。

図0-6 ボランティア①(20歳台男性)

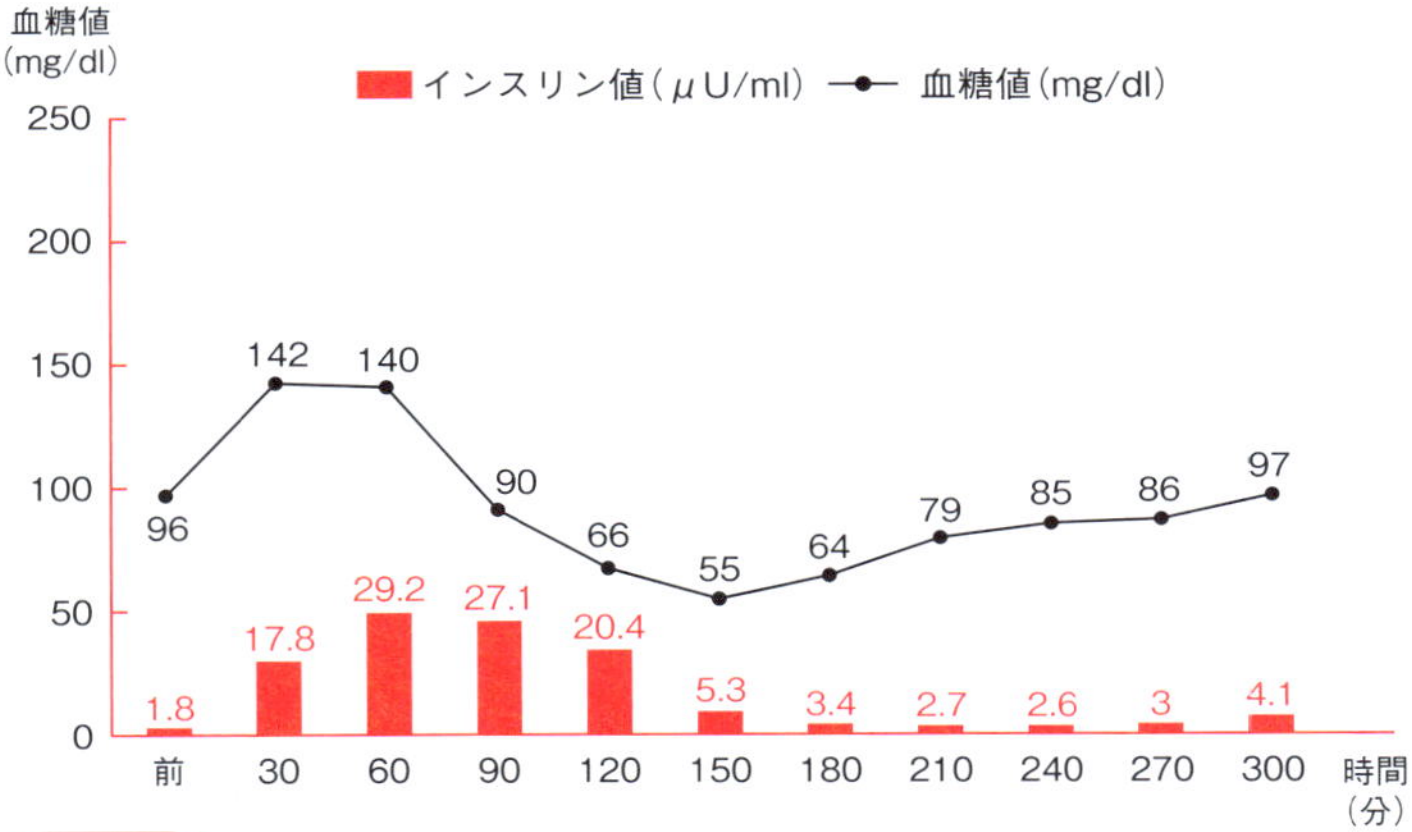

図0-7 ボランティア②(40歳台男性)

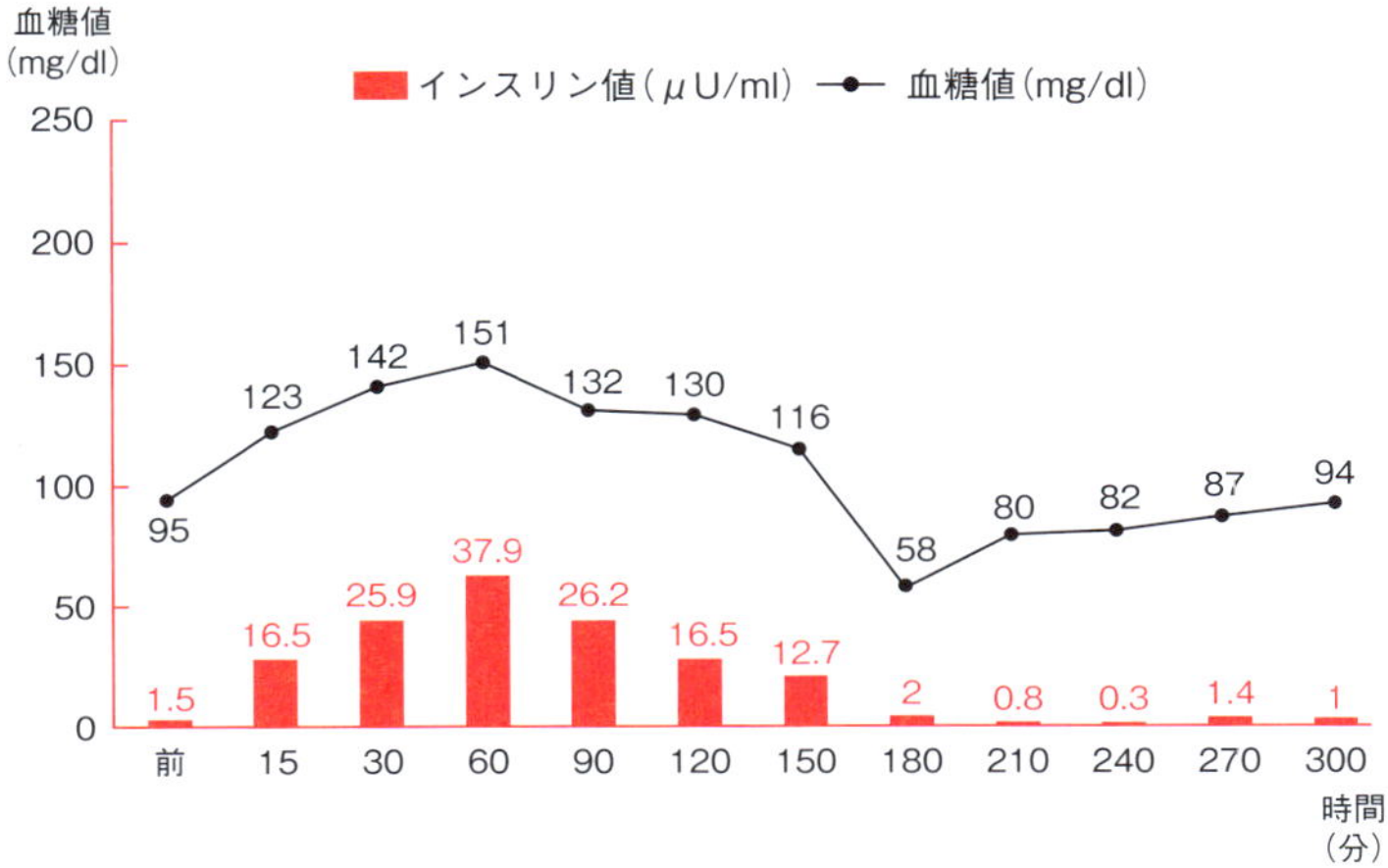

納光弘「患者の立場での糖尿病臨床研究」HPより

いつもの疲労感、眠たさ、イライラの原因

健康な人が不快感に陥るメカニズム

健康な人の場合、血糖値が上がればそれを下げるために膵臓からインスリンが放出されます。インスリンが放出されることで血糖値が抑えられて、糖尿病にならずにすんでいるわけです。

そして、血糖値と放出されるインスリン量は本来、図0－5で見たように「パラレル」になります。ところが、先に紹介した鹿児島の実験では、パラレルになっていない「健康者」が多いことがわかりました。

絶えず缶コーヒーなどの糖質をとり続けていると、インスリンの放出が遅れがちになります。正常な人なら液体の糖質をとると、すみやかに約30分後、インスリンが出ます。しかし、缶コーヒーなどをとり続けると膵臓が弱り、インスリンがなかなか出なくなります。その間に血糖値がぐんぐん上がります。そして、その上昇ぶりに慌ててインスリンが遅れ

て大量に出て、今度は血糖値を下げすぎてしまうことが起きているのです。
インスリンを分泌するのは膵臓ですが、その指令を出すのは脳です。本来、血糖値とインスリンはパラレルな状態であるべきなのに、そうならないのは脳がおかしくなっている証拠です。

次ページの図0－8に示した50代の男性のケースがその典型です。60分後に血糖値が208とピークになっているのにインスリンは17・7しか出ておらず、遅れて120分後に68・2も出ています。それによって血糖値が下げられ、180分後に44という低血糖を起こしているわけです。

こうした症状を**「反応性低血糖」**と呼びます。

反応性低血糖は、清涼飲料水などを好む人たちに多く見られ、アメリカではよく知られた概念となっています。

反応性低血糖の症状は、疲れやすさ、眠気、不安、動悸、やる気が起きない、めまい、吐き気、頭痛、イライラする、目がちかちかする……と多岐にわたります。

どれも、すぐに座り込んだり、いきなりキレたりする現代人と照らし合わせれば納得のいくものばかりです。あるいは、**「最近やたらと眠くなる」**とか**「どうも集中力が続かない」**と悩んでいる読者にとっても、ピンとくるものがあるでしょう。

図0-8 ボランティア③(50歳台男性)

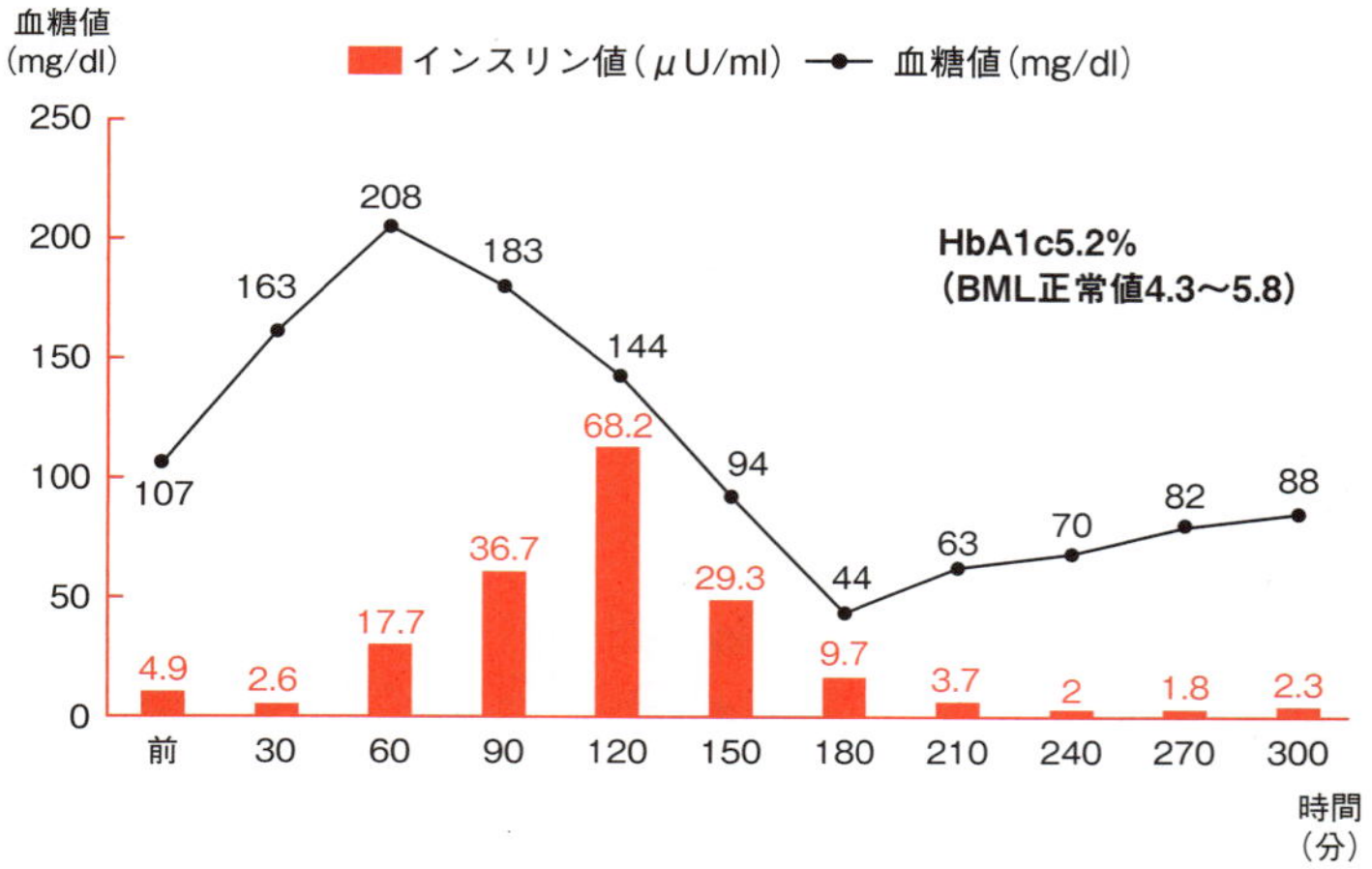

出典:前出

しかし、日本の医者の中には、「低血糖などインスリン注射を打っている糖尿病患者だけの話だ」と思っている人もいるのです。そのため、なかなか低血糖とは気づかずに、うつ病や自律神経失調症などと診断されることも多々あります。

あなたを蝕む清涼飲料水という悪魔

スポーツドリンクで糖尿病になってしまった少年

では、こうした事態を放置しておくとどうなるか説明しましょう。

あなたが缶コーヒーや清涼飲料水など糖質が多い飲料を飲めば、血糖値が急激に上がり、それを察知した体が膵臓からインスリンを放出して血糖値を下げることはわかっていただけたでしょう。

しかし、膵臓の努力にも限界があります。あまりにも酷使されていれば、やがて働きが鈍くなります。そして、糖尿病を発病します。

さらに、膵臓がまったく働かなくなってインスリンが枯渇すれば、缶コーヒーを1本飲んだだけで、血糖値は500にも1000にも上がっていくということです。

血糖値が800を超えると、昏倒して命の危険にさらされます。たとえ、救急車で運ばれて命は取り留めたとしても、重度の糖尿病患者として生きていかねばなりません。さらには、心疾患、脳疾患、がん、認知症といった病気にかかる確率を大きく押し上げることになります。

ある40代の女性が、真夏に脱水症状に陥って病院に運ばれ、医者から「スポーツドリンクをこまめに飲め」とすすめられました。

その経験から女性は、中学生の息子に「部活の練習中にはスポーツドリンクを飲んで」と毎日1・5から2リットル入りのボトルを持たせました。

そういう生活を1年ほど続けたある日、その息子はグラウンドで昏倒し、重度の糖尿病であることがわかりました。

スポーツドリンクに限らず、糖質の入った清涼飲料水をがぶ飲みして昏倒する悲劇が日本でも世界でも増えており、問題となっています。とくに子どもは、こうした飲料の中毒になりやすいのです。10代で重度の糖尿病にかかれば、30歳になる頃には透析が必要になるかもしれません。

反応性低血糖は、こうした悲劇の序幕なのだということに気づいてほしいのです。

低所得層ほど糖質に走る理由

なぜスーパーでピザは大量に安く売られているのか？

それにしても、どうしてここまで血糖値が注目される事態になったのでしょう。私が専門医になった頃、日本における糖尿病の患者さんは成人の100人に1人くらいに過ぎませんでした。

それがいまでは、糖尿病が強く疑われる人の割合は、男性で19・5％、女性で9・2％にも上ります（厚生労働省「国民健康・栄養調査」平成27年度より）。

さらに、これまで述べてきたような「隠れ血糖値異常」の人を含めれば、その数は相当に高くなると考えられます。

こうした現状を前にして、「私たちの生活が欧米化したからだ」と単純に判断してはなりません。

「欧米化」にもいろいろあります。自動車が普及して運動量が減ったことや、コーラのような清涼飲料水が飲まれるようになったことは、間違いなく糖尿病増加の原因です。一方で、肉を多く食べるようになったことなどは関係ありません。

かつて糖尿病は「贅沢病」と呼ばれ、美味しいものをたらふく食べている人がかかる病気だと思われていました。しかし、それは過去の話。日本人の多くがお腹いっぱい食べられないでいた飢餓の時代の話です。

いまでは、むしろ**貧困層に糖尿病が増えています**。

アメリカのスーパーマーケットに行くと、巨大なピザが10枚くらいセットになったものが売られています。栄養バランスは良くないのですが、安くて手軽でお腹がいっぱいになるため人気です。そして、そういうものを常食している人たちに、肥満も糖尿病も、他の怖い病気も増えているのです。

これは世界的傾向で、日本でも同様の流れになりつつあります。

戦後まもなくは、多くの日本人にとって「白いごはんをお腹いっぱい食べること」が夢だったはずです。たまにその夢をかなえたからといって、糖尿病になることなどありませんでした。

しかし、いまは毎日だってできます。毎日3食、白いごはんを山盛り食べることが、ほとんどの日本人に可能です。そして、実際にやっている人もたくさんいます。

ところが、私たちのDNAは、白いごはんをたらふく食べることに対応していません。私たちの祖先は、採集した木の実などのわずかな食糧を食べて生き残ってきました。そのDNAを引き継いでいる私たちが**「勝手に食べ物を変えてしまった」**のが、今日の不健康社会の原因だと私は考えています。命の基本となる食べ物を、いたずらにいじってしまうことは、恐ろしいことなのです。

稲作が可能になってからも、私たちの祖先は白米ではなく玄米を食べていました。白く精製した食べ物などこの世になかった。ましてや白い砂糖や、砂糖を溶かしただけの飲料水などありませんでした。

これらをつくったのは、産業革命以後の現代人です。そこには、「美味しいから」という理由だけでなく、「儲かるから」という企業論理が存在することを忘れてはなりません。

毎日スプーン40杯分の砂糖を食べている!?

そのシリアルやヨーグルトは本当にヘルシーか?

２０１５年にオーストラリアで大ヒットした『あまくない砂糖の話（原題：That Sugar Film）』というドキュメンタリー映画があります。

この映画は、監督のデイモン・ガモー氏が自ら主演を務め、企業の論理によって砂糖中毒にされている現代人の姿をあぶりだしています。

日本でも２０１６年にＤＶＤが発売されました。残念ながら映画館でロードショー放映されなかったのは、まさに企業の都合でしょう。映画館ではたくさんの清涼飲料水が売られているからです。

ガモー氏は、オーストラリア人が平均で１日にスプーン40杯分の砂糖を摂取していること、しかも、その砂糖が「いかにも砂糖」として存在しておらず、**いつのまにか摂取させられている**ことを知り、自らを被験者に実験を開始します。

彼は、お菓子やジャンクフードなど明らかに砂糖が多いとわかる食品ではなく、ヨーグルト、シリアルなど「ヘルシー」なものを食べることで、1日にスプーン40杯分の砂糖を摂取します。そうした生活を60日間続け、心身の変化を記録していくのです。

すると、血液検査では中性脂肪値や肝臓の数値などに大きな変化が現れ（もちろん、悪い変化です）、体重は8・5キロ増加しました。

さらに、精神的にもおかしくなっていきます。自分の状態について、彼は以下のような報告をしています。

①朝目覚めると体がすごくだるく、砂糖が欲しくなる
②砂糖をとると脳が美味しいと感じる。幸せを感じ、45分くらい気分がハイになる。子どもっぽくもなる
③その後また体がだるくなる。集中力が低下しイライラする
④砂糖がまた猛烈に欲しくなる

まさに、糖質中毒そのものです。

メーカーが必死に隠したい不都合な真実

中毒になる「至福点」は計算され、御用学者に守られる

続いてガモー氏は、アメリカに渡ります。そこでは、人々を砂糖中毒に陥れることで業績を上げている企業の実態を浮き彫りにしていきます。

ある10代のアメリカ人男性は、砂糖のたくさん入った清涼飲料水を多飲したために、ほぼすべての歯がなくなっていました。

もともと清涼飲料水は、アメリカでトウモロコシが生産過剰に陥ったことがきっかけで生まれたと言われています。余ったトウモロコシを無駄にしないようコーンシロップをつくり、溶かして人々に売りさばくことを考えたのです。

そのときに、どのくらいの量を入れれば血糖値が上がって至福点に達するかも計算されています。つまり、**企業の利益のためにあえて中毒をつくりだしたわけです**。

しかし、税金をたくさん納めている企業に対し、国や自治体が本気で規制に乗り出すこ

とはできません。アメリカでは買収された学者が**「肥満を呼ぶのは糖質ではなく脂肪だ」**という説を垂れ流し、いまもそれを信じている人が世界中にいます。

詳しくは第2章で説明しますが、糖質をとることによって血中のブドウ糖が過剰になると、中性脂肪に形を変えて脂肪細胞などに溜め込まれます。これは生化学をきちんと学んだ者にとって当たり前の話なのですが、なかなかわかりにくいメカニズムです。

それよりも、「脂肪を食べたから体に脂肪が溜まるのだ」と言われたほうが一般人には受け入れやすいでしょう。しかし、人間の体はそんなに単純ではありません。食べた脂肪がそのまま体に溜まるということはなく、むしろ脂肪は便に出てしまう分も多いのです。

赤道直下に、ナウル共和国という小さな国があります。かつては原住民が昔ながらの暮らしを続けている島に過ぎませんでしたが、リン鉱石という資源が発見されてからは非常に豊かになり1986年に独立します。

リン鉱石のおかげで、人々は遊んで暮らせるお金を政府から受け取れるようになりました。と同時に、アメリカをはじめとした先進諸国から、コカコーラやハンバーガーに代表される「文明食」が入ってきます。

仕事をせずにそれらを多食していた人々は、あっというまに糖質中毒になり、8割が肥満という世界のワースト記録を樹立しました。

しかも、リン鉱石は発掘され尽くし、いまは最貧国の1つに転落してしまいました。肥満や糖尿病という文明病に溢れただけの、貧乏国家になってしまったのです。

日本も中国も中東諸国もそうですが、お金があるところには砂糖が運び込まれ、それによって儲けを得る人が出てきます。

日本人は、もはやコーラには騙されないかもしれません。その代わり**「健康にいい」「パワーが出る」「頭がスッキリする」**といったうたい文句にはすぐに釣られます。

そういうコピーで売られている商品に、砂糖がたんまり入っているものがあるのです。

それでも現代人が糖質をやめられない理由

糖質中毒は薬物中毒と同じ!?

山で遭難した人たちが命を落とすのは、たいていが低体温症によるものです。体温を保持できて川の水などを飲むことができれば、食べ物がなくても1か月近く生き延びることができます。

食べ物を摂取できない状態が続けば、肝細胞などに取り込まれていたグリコーゲンが、それも尽きれば脂肪細胞の中性脂肪が燃える（正確に言えば、脂肪をエネルギー源として使い、一部はブドウ糖となって血液中に放出される）ことによって、私たちはエネルギーを得て、血糖値を安定させて命をつなぐことができます。

逆に言えば、飢えた状態でも生き延びることができ、血糖値は下がりすぎないのです。登山者が非常食としてチョコレートや羊羹など重さのわりに糖質がたっぷり含まれているものを用意するのは、いざとなったときにそれらを口にするのが一番効率的だからです。

現代の日本人にとって「いざというとき」など、めったに訪れません。しかし、私たちの祖先は絶えず危機に直面していました。祖先たちは日常的に飢えていて、「いつ死んでもおかしくない」状態に置かれていました。

そういう状態にあった祖先の脳には、「血糖値を下げ過ぎてはいけない。チャンスがあったら糖質をとりなさい」という指令がプログラミングされています。そして、私たちもそれを引き継いでいます。野菜や魚などを食べられない人はいても、ごはんやラーメンが嫌いだという人がいないのはそういう理由があるからです。

つまり、**生き延びるために、私たちは「糖質をとるように」できているのです**。

そして、糖質を食べたときにはご褒美に幸せを感じるようになっています。糖質を摂取して血糖値が上がるとセロトニンやドーパミンが放出されて脳が快楽を得るのは、すでに述べたとおりです。

これらの仕組みは、飢えていた祖先の時代に「血糖値が下がりすぎて命を落とさないように」できたものです。ところが、現代人ときたら、飢えてもいないのに脳の快楽のために糖質をとっています。まさに糖質中毒なのです。

アメリカの国立薬物乱用研究所所長、ノラ・ボルコフ博士は薬物依存研究の第一人者ですが、食べ過ぎや肥満問題へと研究テーマを広げ**「薬物依存と食べ過ぎはメカニズムが似ている」**と指摘しています。どれも、脳が「報酬」を得られるために繰り返す中毒だというわけです。

医者から「やせなさい」と言われているのに、ラーメン店の暖簾を見るとついくぐってしまうのも、甘い菓子パンがないと満足できないのも、意志の弱さではなく脳がやられた中毒なのだと気づく必要があります。

図0-9に、私が作った「糖質中毒チェックテスト」を掲載しておきますので、いまの自分の状態を客観的に見つめてください。

なお、この検査を行うと、肥満者の75%は糖質中毒という結果になっています。

図0-9 糖質中毒チェックテスト

以下の質問に「はい」か「いいえ」で答えてください

1	朝食をしっかり食べたのに、昼食前に空腹感をおぼえる	はい・いいえ
2	ジャンクフードや甘い物を食べ始めると止めるのが難しい	はい・いいえ
3	食後もときどき満足感を感じないことがある	はい・いいえ
4	食べ物を見たり、匂いをかいだら、食べたくなる	はい・いいえ
5	おなかがすいていないのに、夜食べたくなることがある	はい・いいえ
6	どうしても夜食を食べたくなる	はい・いいえ
7	食べ過ぎたあと、何かだるい感じがする	はい・いいえ
8	昼食後、何となく疲れや空腹感を感じる	はい・いいえ
9	おなかがいっぱいなのに食べ続けてしまうことがある	はい・いいえ
10	ダイエットして、リバウンドしたことがある	はい・いいえ

あなたの「はい」はいくつありましたか？

0〜2個 ・・・ 中毒ではない
3〜4個 ・・・ 軽い中毒
5〜7個 ・・・ 中等度の中毒
8〜10個 ・・・ ひどい中毒

ホモ・サピエンスの食事はDNAに忠実だった

生きるために組み込まれた本来のプログラムを見直す

私の患者さんは、自分の飼い猫に甘いパンを与えていました。猫が喜んで食べるからです。ところが、その猫は糖尿病にかかって早死にしてしまいました。

これがペットの犬や猫ならば、飼い主のせいでそうなったのであり、自分たちには防ぎようもありません。しかし、人間ならば自分で判断し、食べていいものいけないものを選び取っていかねばなりません。

そのためには、とにかく**「本来あるべき姿」**に立ち返ることです。

人間に限ったことではなく、ネコもイヌも他の野生動物も、最初の一頭が出現した時点で完璧につくりあげられています。**脳における空腹感や満腹感の感じ方、消化や吸収、代謝の仕組みなどが最初からでき上がっており、そのとおりに生きるようにプログラムされているのです。**

アフリカでホモ・サピエンスが誕生したのは、いまから約20万年前と言われています。そこから、地球のあちこちに生きる場所を探して移動していきます。一部が東アジアへと進出し、やがて日本列島にも人類が住むようになったと考えられています。

旧石器時代を経て縄文時代を迎えると、日本列島の人々は住居を持って定住するようになります。魚を釣ったり、イノシシやシカ、ツキノワグマなどの動物を捕獲することもあったでしょうが、多くはドングリ、トチの実、クリ、クルミといったナッツ類を貯蔵しておき、土器で煮炊きして食べていたと思われます。また、ワラビやゼンマイといった山菜類も食べたでしょう。海岸ぞいに暮らしていた人なら海藻類も食べたはずです。

これら野生の植物には良質のタンパクやビタミン、ミネラルが豊富に含まれており、生き延びるのに必要な栄養分は確保できたのでしょう。当時は現代よりもはるかに厳しい環境だったはずですが、その中で生き延びてきた祖先たちの食生活は、**与えられたDNAに十分にそぐうものだった**というわけです。

では、私たちのDNAにふさわしい食事とは？

縄文人に学ぶ理想的な食生活

ライオンやチーターなどは、速く走る力が備わっていることで獲物を捕獲できます。サルは小さいけれど、木から木へと飛び移ることで果実などを取ることができます。このように、あらゆる動物はその種ならではの運動機能を持ち、それを使うことで食べ物を得てきました。

人類が他の動物と大きく違うのは、脳が発達していることです。唯一、人類だけが、発達した脳のおかげで「農業」を手にしました。時期の差こそあれ、地球上のあちこちで人類は農業を始め、米、麦、トウモロコシ、ジャガイモなどをつくり、恒常的に食料を確保することに成功しました。

どこの地域でも、農業の発展とともに人口は激増します。脳が発達していたからこそ、人類はここまで種を増やすことができたのです。

一方で、人類が誕生したときには農業というものは想定されていなかったはずで、もともと組み込まれたＤＮＡにそぐわない食生活を始めてしまったとも言えます。

日本は稲作文化の国であると認識されていますが、本格的に稲作が始まったのは弥生時代になってから。大陸からの渡来民によって水稲耕作が伝えられてからです。それまでずっと日本列島で暮らしていた縄文人は、狩猟採集によって食べ物を得ていました。

そして、縄文時代は1万2０００年以上という長きに渡って続いており、それは、昭和や平成の時代とは比較になりません。

私たちのルーツについて、古くから住んでいた縄文人と、大陸からの渡来人が徐々に混血していき現代の日本人になっていったという説が支持されています。しかし、国立科学博物館の神澤秀明氏らの研究では、**現代の日本人が、より縄文人のＤＮＡを強く受け継いでいること**が証明されました。

これらの事実を踏まえれば、私たちは本来、1万4０００年前の縄文人のように生きていくようにつくられていると考えていいでしょう。

ところが、とくにここ1００年くらいで、私たちは勝手にそれを変えようとしてきました。その結果として、さまざまな病気を生み出してしまったのだと私は考えています。

いま、「糖質制限」が広く認識されるようになり、なかには、よくわからないままに間違ったことを述べている「専門家」もいます。また、「糖質制限は体によくない」「日本人には向いていない」という主張もあります。

本書の目的は、これら他者の言い分について論破していくことではありません。しかし、私は生化学をきちんと学び、エビデンスのある論文を読み、多くの糖尿病の患者さんを診てきた経験から自信をもって本書の食事法を提言しています。そのことだけは、はっきりと申し上げておきましょう。

病気の根本原因をたどると、必ず砂糖がある

なぜ昔は生活習慣病が存在しなかったのか？

人間の脳がとても賢いことは確かですが、負けず劣らず愚かな間違いを犯す一面もあります。野生動物はお腹がいっぱいになれば、そばに獲物がいてもそれを襲って食べることはしません。しかし、人間の脳は、食べる必要がないものも「食べたい」と指令を出してしまうのです。

そして、狂った指令を出し続け中毒になっていきます。脳の発達によって繁栄してきた人類は、もしかしたら、脳の発達ゆえに滅びていくのかもしれません。

日本人の糖尿病に関する記録で、最も古いのが平安時代の藤原道長の日記です。道長は喉の渇きや視力の低下に悩んだようで、明らかに糖尿病であったと思われます。

これは、道長が糖質をたくさん口にできる特級階級だったからであり、一般人には糖尿病などありませんでした。

日本で一般人が糖尿病にかかるようになるのは、戦後20年くらい過ぎてからのことです。経済が急成長して、多くの人たちがお米や麺類、砂糖の入ったお菓子や飲み物を好きなだけ口にできるようになり、糖尿病も増えていきます。

そして、現代ほど30代や40代の男性に肥満者が多い時代はありません。

戦後70年といえば、長いように感じるかもしれません。しかし、1万2000年続いた縄文時代と比べたら、ほんの一瞬。その間に私たちは、なにかとんでもないことをしでかしてしまったのかもしれません。

いま「生活習慣病」と呼ばれる病気は、明らかに「文明病」です。生活習慣には、運動や睡眠などさまざまな要素がありますが、食生活の変化が私たち現代人を苦しめる病気をつくりだしたのです。

肥満、糖尿病、高血圧、がん、脳卒中、心筋梗塞、動脈硬化、脂質異常、うつ、ぜんそく、アレルギー、アトピー、潰瘍性大腸症候群……これらはすべて「文明的な食事」によって生まれたと言っていいでしょう。

コロラド大学デンバー校のリチャード・ジョンソン博士は腎臓病の研究が専門ですが、「ナショナル・ジオグラフィック」誌でこのように述べています。

「病気を研究し、その根本原因をたどると、必ずそこには砂糖があります」

「なぜ米国人の肥満は加速する一方なのか。その一因は砂糖だと考えています」

かつて、アメリカでは糖尿病や心臓病の増加は、肉など脂っぽいものを多食するためだと考えられてきました。そのため、人々は摂取する脂肪の量を減らしてきたのに、**相変わらず肥満は増えています**。彼らは、清涼飲料水、ピザ、ハンバーガーなどを多食し、糖質を過剰摂取しているからです。

そして日本でも、同じことが起きています。

36年間、日本全国で調査された「長寿の秘訣」

近藤博士のフィールドワークと最新データとの驚くべき共通点

いまから45年も前の1972年に『日本の長寿村短命村』（サンロード刊）という本が刊行されました。著者は、東北大学名誉教授の近藤正二医学博士です。

博士は、1935（昭和10）年から36年間にわたり、日本中を歩き、長寿者が多い村、逆に短命者が多い村を探して訪ね、その生活様式を調査しました。

博士がこの調査を始めたとき、「短命の原因は酒ではないか」「いや、重労働がいけないのだ」などという俗説が流布されていました。そこで博士は、「それら俗説が正しいのかどうか、実際に自分の目で見てくる」ことを決意し、20キロを超えるリュックサックを背負い、ときに険しい山を登りながら僻地まで足を運び、長いときには1つの地域に2か月も滞在し、合計で990の町村を調べ上げたのです。

そして、私たち日本人が健康で長生きするためにどのように暮らしていけばいいかを1

冊の本にまとめたというわけです。私の手元に残る『日本の長寿村短命村』は、表紙が少し黄ばんでしまいましたが、内容は少しも色あせていません。むしろ、現代を生きる私たちに非常に重要な示唆を与えてくれています。

私なりに、博士の研究結果をまとめてみると、以下のようなことが言えます。

①健康・長寿の決め手は食生活である
②酒飲みは短命ではない
③重労働をしている人のほうが長寿
④ごはんの食べすぎは短命
⑤魚ばかりで野菜が少ない村は短命
⑥大豆製品を多く食べている村は長寿
⑦大量の野菜を食べている村は長寿
⑧果物を多くとる村は短命
⑨海藻を多くとっている村は長寿
⑩肉の食べすぎは短命
⑪塩分をとりすぎている村は短命

⑫ゆっくり楽しんで食べることが大事

他にもいろいろありますが、長寿か短命かを決めるのは圧倒的に食生活にまつわる要素が多いのです。

もちろん、山奥の村と海岸ぞいの村では食べているものが違います。いまのように流通システムが整っていない時代ですから、山奥の人が海藻を食べることはできません。しかし、代わりに木の実や山菜、キノコ類には恵まれていたでしょう。実際に、山奥にも海岸ぞいにも、それぞれ長寿村も短命村も存在しています。

ただ、どちらにおいても共通して指摘されているのが**「野菜を多くとっていれば長命であること」「肉や魚などの動物性タンパク質はほどほどにして、大豆の植物性タンパク質は積極的にとったほうがいいこと」「ごはんをたくさん食べていると短命であること」**です。

まさに、私が本書で提言する食生活そのものであり、縄文人の食生活にも近かったのではないかと思います。

この調査がなされた頃、日本人の塩分摂取率はいまよりもさらに高く、脳卒中が死因の一位を占めていました。

塩辛い漬物や味噌汁で、白いごはんをたくさん食べる村が日本各地に存在し、それらは軒並み短命となっているのが近藤博士の調査結果でわかります。

その当時、塩分をとり過ぎる害についてはわかっていても、ごはんの糖質が問題だということを考える研究者はほとんどいなかったと思います。しかし、少なくとも近藤博士は、自分で実際に調査した結果として**「ごはんをたくさん食べる村は短命」**ということを感じ取っていたわけです。

「和食＝健康食」とは限らない

〝ヘルシー〟は都合よく解釈される

いま、世界中で和食が注目されています。美味しいだけでなく「ヘルシー」だというのが大きな理由です。

しかし、それは「和食」というよりも「日本人がつくる食事」と考えたほうがいいでしょう。海外の怪しい日本食レストランで出される巨大なにぎり寿司や、フリッターのように分厚い衣がついたてんぷらがヘルシーだとは、私には到底、思えません。

さらに言うなら、「和食＝ヘルシー」という認識自体が間違っています。

たとえば、出張先のホテルで朝食をとるときのことを考えてみましょう。

「和定食」は、ごはんと味噌汁、焼き魚、卵焼き、漬物。

「洋定食」は、パンとジュース、ハムエッグ、サラダ、ヨーグルト。

この2つから選ぶとしたら、どうも和定食は不利なのです。

ごはんとパン、ジュースと卵焼きに使われている砂糖を考えると、糖質量についてはどっこいどっこいな感じです。

一方で、和定食には圧倒的に塩分が多くなっています。

先に紹介した近藤博士の研究結果でも、漬物など塩辛いおかずでごはんを多食している地域は短命であることがわかっています。

一口に「和食」と言っても、いろいろあります。もし、あなたが和食と聞いて思い出すのが、刺身やしゃぶしゃぶであったり、わかめの酢の物であるのなら、たしかにヘルシーです。しかし、ごはんと味噌汁と漬物であるなら、とてもヘルシーとは言えません。

おそらく、私たちにとって本当にヘルシーな和食とは、**縄文人が食べていたようなもの**なのです。

「食事」は健康格差を生き抜く最強の教養である

医学的に正しい知識を武器に自分を守る

現代を生きる私たちは、縄文人が生き抜くために備えていたDNAをそのまま受け継いでいます。消化・吸収のシステムも、それをコントロールする脳のシステムもなんら変わっていません。だから、本来であれば、**縄文時代にはなかった食べ物は口にするべきではないのです**。

縄文時代にも、自然に生育しているそばなどの穀類も食べていたようです。だから、米や麦などの穀類自体は、私たちの消化・吸収システムにマッチしています。ただし、精製したものはありませんでしたし、穀類を大量に食べるという習慣もなかったはずです。

ましてや、白い砂糖は存在していません。白い砂糖を溶かした液体を飲むことなど、縄文人にはあり得ないことです。そして、そのDNAを受け継いでいる現代の私たちにとっても、あり得ないことなのです。

食糧の確保に苦労した縄文人は、「食べる」ことに関する作業に1日のほとんどの時間を費やしていたのではないかと思います。もちろん、それと同じことを現代人に求めているわけではありません。私自身、仕事が忙しく、ランチタイムなどゆっくりとることは不可能な状態です。

ただ、そういう忙しい現代人の事情を逆手にとって横行しているビジネスがあることは忘れないでください。

「時間のないビジネスパーソンのために」とすすめられる、栄養ドリンクもスポーツ飲料も、縄文人のＤＮＡを受け継いでいる私たちの体にとって、あり得ないものなのです。

プロテインやアミノ酸のパウダーなども同様です。あり得ないものが体に入ってきたとき、あなたの体に何が起きるでしょうか。

「これ1本で1日分の野菜がとれる」というジュースには、肝心な食物繊維が不足しています。しかも、味を調えるために野菜以外の果物など、余計な糖分も入っています。1日分の野菜は、1日かけてちゃんと食べればいいではありませんか。

「手軽に健康」を求めて、手軽に不健康を手にしているビジネスパーソンのみなさん、どうか気づいてください。

本当の健康が、手軽に自分のものになると思いますか。仕事だって、そんなに簡単ではないでしょう。人生においてもビジネスを成し遂げる上でも最も重要な健康は、食事をしっかりマネジメントしていく人だけが手にできるのです。

健康格差社会を生きる上で、**食事は「最強の教養」です**。

本書から正しい知識を身につけ、ぜひ自分の未来を守る武器にしてください。

第1章

医学的に正しい食べ方20

ダマされる前に知っておきたい食事の新常識

20万人の臨床経験と、最新の医療データからわかるおすすめの食事法。
今の医学で正しいと言える「10の新しい常識」と「10の体にいい食べ物」とは？

医学的に正しい食事

食事の正解とは？

根拠のない俗説、自分が試して良かっただけの自己流健康法、人体のメカニズムを無視した栄養士のアドバイス、都合のいいデータだけ切り取ったエセエビデンス食事法……ちまたの食事法はウソばかり。私たちが知るべき、本当に正しい食事とは？

医学は日々進歩しており、昨日まで「いい」と言われていたことが「悪い」に変わることはしょっちゅう起きます。そういう状況にあって最も知的な態度は、人体のメカニズムを前提にして「冷静に最新の正しい情報を得る」ということにつきるでしょう。少なくとも、俗説や非科学的健康法などに飛びつくことではありません。

私は、日々更新される世界の医学論文を原語で読むことを日課にしています。日本語に翻訳されるのを待ったりはしません。患者さんのために、最も新しく正確な医学知識を得ることは医者の責務だと考えるからです。

・カロリーと肥満は関係ない
・コレステロール値は食事ではほとんど変わらない
・プロテインやアミノ酸は腎臓を壊す

など、本章では、最新医学に基づいた「新しい常識」と「体にいい食べ物」についてトピックスをまとめておきます。

個々の項目に関するエビデンスは、第2章から第5章までを読んでいただければ明らかになっていきます。

時間がないあなたは、まず本章の内容を頭に入れ、それを行動に移してください。それだけでも体調は必ず好転します。

新しい常識1

糖質が太る唯一の原因

「太る原因は油でも肉でもなく糖質である」

食べ放題のステーキランチと1枚のざるそば……医者から「やせなさい」と注意を受けている人は「腹いっぱい食べたいなあ」と思いつつ、後者を選びます。

しかし、それが間違いなのです。

ざるそば1枚で我慢しても体重は減りません。

一方、ステーキランチを選択し、肉とサラダをお腹いっぱいになるまでおかわりした人は太りません。むしろ、やせていきます。

あなたを太らせる原因は、**唯一「糖質（≒炭水化物）」です**。たっぷりの油で調理した肉や魚で太ることはないのに、ごはんを食べたら太るのです。

前述したとおり、ごはんを多食する地域は短命だという近藤博士の調査報告もあります。

砂糖の入ったお菓子や清涼飲料水はもちろん、ごはん、パン、麺類からの糖質摂取をいかに減らしていくか。これこそが、肥満やあらゆる病気を防ぐための重要ポイントです。

新しい常識2

カロリーと肥満は関係ない

「カロリーを減らしても絶対にやせない」

肥満気味の人に対して、いまでも行われているのが「カロリー制限」指導です。しかし、これを守っていても空腹に苦しむだけで効果は期待できません。詳しくは第2章で述べますが、**肥満は血糖値が上がることで起きる**のであり、血糖値を上げる糖質を控えればやせていきます。これが、肥満の真実です。

「カロリー説」を訴える栄養士は、「消費カロリーより摂取カロリーを減らせばやせる」と言うのですが、体はそんなに単純なものではありません。もしそれが本当なら、酒飲みはみんな大デブになっているはずです。アルコールはどれも高カロリーですから。

毎日ウイスキーをボトル半分飲んでしまうのにやせている人が、あなたの周囲にもいるでしょう。ボトル半分でゆうに800キロカロリーはとってしまうのに太らないのは、ウイスキーには糖質がほとんど含まれないからです。一方、ジャガイモを食べながらビールをガブガブ飲むドイツ人が太っているのは、ジャガイモにもビールにも糖質が多いからです。つまり、ダイエットにカロリーを持ち出すのは非常にナンセンスなのです。

新しい常識3

脂肪は食べても太らない

脂肪を食べても、そのまま体につくことはない

肥満とカロリーを結びつけたがる人たちにとって、「脂肪は悪」です。油を使った料理や、脂肪の多い肉や魚を食べたら太ると、彼らは信じています。というのも、脂肪はカロリーが高いからです。しかし、肥満の犯人は血糖値を上げる糖質です。

そもそも、脂肪を食べたからといって、それがそのまま体の脂肪になるわけではありません。食べたものは消化・吸収の過程で分解・合成されて新しい物質に変化します。だからこそ、糖質が体の中で脂肪に変わるのです。

それに、**脂肪は食べ過ぎると便に出てしまい、案外、体内に残りません**。

一方で、**糖質は100％吸収されます**。ブドウ糖は生きるために必須の物質であるために、そういうシステムが組まれているのでしょう。

私たちの細胞を覆う細胞膜は脂質でできており、質のいい油を摂取することは重要です。いたずらに脂質を避けていれば、かえって健康を害することにつながります。

「脂肪は太る」という思い込みは捨てましょう。

新しい常識4

コレステロール値は食事では変わらない

「食事でコントロールできるのはわずか1割」

「コレステロール値が高いから卵や肉を控えてください」

40歳近くなると、医者からこんな指導を受ける人が増えます。とくに女性では、閉経とともにコレステロール値が上がります。

しかし、あまり気にすることはありません。というのも、コレステロールの大半は肝臓でつくられており、**食事によるものは1割程度なのです**。つまり、食事によってコレステロール値をコントロールしようという努力はほとんど報われません。

一口にコレステロールと言ってもいろいろあり、HDL（善玉）とLDL（悪玉）という区別だけでなく、**酸化LDL**や**AGE化LDL**が大きな問題だということがわかってきています。だから、コレステロールについては多様なアプローチが必要。心配な人はきちんとした検査を受けるべきで、「食事で解決しよう」とムキにならないことです。

もちろん、食べ過ぎはいけませんが、卵や肉にも優れた栄養素がたくさん含まれています。おかしな規制はかけないで、ちゃんと摂取しましょう。

新しい常識5

プロテインやアミノ酸は腎臓を壊す

不自然な大量摂取は逆効果

スポーツクラブに行くと、プロテインやアミノ酸などのパウダーを水に溶いて摂取している人をよく見かけます。とくに男性に多いですね。

結果にこだわる男性は、どうせ運動をするなら、筋肉がつくプロテインや疲労を取り除くアミノ酸の力を借りたほうが効率的だと考えるのでしょう。

しかし、いますぐやめてください。

こうした人工的な商品には、自然な食品とは比べものにならないほど大量のタンパク質が含まれています。

詳しくは後述しますが、タンパク質によって体内で生まれる尿素窒素などの毒素は、腎臓が濾過して尿に排出します。人工的に大量のタンパク質を摂取することは、**その働きを腎臓に強要し疲弊させ、重大な被害を生みかねません**。

また、**タンパク質の大量摂取は骨に悪い影響を与える**という論文もあります。

こうした人工物で健康体をつくろうというのは大きな間違いなのです。

新しい常識6

ちょこちょこ食べるほうが太らない

「間食は血糖値を上手にコントロールできる」

「あいつは、しょっちゅう、なんか食べている」

こういう人が、ときどきいますね。見れば口を動かしていて、大変な食いしん坊のように思えます。

では、彼らがみんな太っているかというと、そうでもありません。

同じ量なら、まとめて食べるよりもちょこちょこ食べたほうが太りません。1日3食が理想のように言われますが、本当は、5食や6食に分けたほうが、さらにいいのです。

大事なことは、空腹でどかんと糖質をとらないこと。「腹ぺこだから、ラーメン大盛りにして」というのは最悪です。

自分の空腹感を察知したら、適切な分量の食品をとり、血糖値が上がりすぎないようにコントロールする。これこそが、知的ビジネスパーソンの食事術です。3食の食事タイム以外に、「ちょこちょこ」の知識と技術を身につけましょう。

新しい常識7

果物は太る

果物が
太りやすいのは
医学的に明白

果物を「非常に健康にいい食べ物」と考えている人がいます。とくに男性の中には、果物を野菜と同じような位置づけで捉えている人もいますが、認識を一新すべきです。

たしかに、果物にはビタミンやミネラルが豊富に含まれています。しかし一方で、糖質の塊とも言えます。とくに日本の果物は糖度が高く改良されています。

果物に含まれるのはブドウ糖ではなく果糖です。このことを取り上げて、「果糖だから太らない」というわけのわからない理屈を展開する栄養士がいるのは困りものです。はっきり言っておきましょう。**果糖だからこそ、果物は太りやすいのです。**それは、生化学を学んだものからしたら明白すぎる事実です。人間の体はエネルギー源としてブドウ糖を優先的に使います。果糖はエネルギー源としてではなく、すぐに脂肪に変えて貯蔵されます。つまり、太りやすい糖なのです。果物が好きならば、朝食の最後に少しだけ、ゆっくり噛んで食べるのがベターです。ジュースにはしないこと。たくさんの果物を使った糖質たっぷりのジュースを、起きたばかりの空腹状態でごくごく飲むのは最悪です。

新しい常識8

疲れたときに甘いものをとるのは逆効果

「薬物と同じで一時の興奮はかえって疲労感を増す」

体についても頭についても、「疲れたときには甘いものを食べると回復する」というのが世の中の共通認識のようです。

その理由を聞くと、多くの人が「なんとなく」。

ちょっと知識のある人で、「血糖値が上がるから疲れがとれるんでしょう」と答えます。

しかし、これは大きな勘違いです。

たしかに、糖質をとれば血糖値が上がり、それによって一瞬だけ幸せな気持ちになります。だから、みんな騙されてしまうのですが、糖質摂取で急激に上げた血糖値は急激に下がり、いらいら、吐き気、眠気などさまざまな不調を呼びます。

疲れをとるために甘いものを口にしたのに、**かえって疲れてしまうのです**。

それを察知して、「また、疲れてきた。何か甘いものを……」と繰り返しているうちに立派な糖質中毒に陥ります。

安易に甘いものに頼るのはとても危険です。

新しい常識9

発がん性を疑われているものは食べない

「ハムやソーセージの発がん性はすでに立証された事実」

最近、健康志向の高い人たちの間で注目を浴びているココナッツオイルに、発がん性が疑われています。ただ、その証明はなかなかできません。がんは食中毒のように発がん性のあるものを食べてすぐに現れるものではないからです。

薬にも発がん性が判明することがありますが、薬であるために丁寧に副作用を追っているからこそわかるのです。それでも、発売から10年くらいかかるのが普通です。

食べ物の発がん性については、何十年もかけて私たち消費者による壮大な人体実験が行われているようなものです。

その壮大な人体実験によって、ハム、ソーセージ、ベーコンなどの**加工肉には発がん性があることがWHO（世界保健機関）の発表で明らかになっています**。しかし、販売に規制がかかったりすることはなく、あくまで消費者の自己判断にまかされています。

こうした状況にあって、「疑わしきは避ける」に徹することを私はおすすめします。いまの時点で「これは安全だ」とわかっているものを口にしましょう。

新しい常識10

運動は食後すぐに行うのがいい

「空腹時の運動で脂肪が燃える」は大いなるウソ

糖質を食べれば血糖値が上がりますが、**食後すぐに運動すると、その上昇を抑えることができます**。だから、運動は食後に行うのが効率的です。

かつては、「食後は消化のためにゆっくり休め」というのが常識でした。しかし、そもそも、食後にゆっくり休まなければならないほど一度にたくさん食べるべきではありません。血糖値が大きく上昇しないよう、「腹七分目」を心がけることが重要です。

また、「空腹時に運動することで脂肪が燃える」とも言われました。しかし、空腹時に運動すれば、その後さらに腹ぺこ状態でドカ食いすることになり、血糖値は急上昇します。血糖値が上昇すれば、それだけ太ります。

もはや、「空腹時に運動」という考えは古いのです。

糖質を多くとったときには食後すぐに運動し、血糖値の上昇を抑えましょう。それによって確実に肥満が防げます。ウォーキングだけでなく、社内でスクワット、ストレッチなど簡単な体操でも十分です。

体にいい食べ物1

オリーブオイル

糖質に加えるだけで
血糖値の上昇を
抑えられる

「体にいい」と推奨されたものが、「実は害があった」とあとからわかることがよくあります。マーガリンなど、とくに脂質においてたびたびそういうことが起きます。

その中で、オリーブオイルについては、ほぼ100%「いいもの」と考えていいでしょう。**パンやパスタなどの糖質にオリーブオイルを加えることで、血糖値の上昇が抑えられる**こともわかっています。

そのままスプーンに1杯飲んでもいいですし、さまざまな料理の調味料としてオリーブオイルを積極的に使ってください。

ただ、その品質にはこだわる必要があります。**エキストラバージンオリーブオイルのみをOK**としましょう。

また、原産地から船便で運ばれている間に温度変化にもさらされます。できるだけ信頼のおける店で、新しいものを購入しましょう。オリーブオイルをたくさんとる地中海ダイエットは、長寿食としても報告されています。

体にいい食べ物2

ナッツ

無塩・無添加なら
DNAに適した
自然な食材

クルミ、アーモンド、カシューナッツ、ヘーゼルナッツ、ピスタチオ……ナッツ類には**ビタミン、ミネラル、食物繊維、不飽和脂肪酸など体にいい成分が詰まっています**。糖尿病や心疾患をはじめ、さまざまな病気を予防し長生きできる食べものと言えます。

縄文人も常食していたはずですから、ナッツを大いに食べましょう。

小腹が空いたときのために、デスクの引き出しに常備しておくといいでしょう。

いま、コンビニでもナッツ類は簡単に手に入ります。ただ、多くが塩味のついたもので、食べ過ぎれば塩分の過剰摂取になりますから、なるべく無塩のものを選んでください。

また、原産地にも注意が必要です。ナッツ類の多くが、アメリカ、インド、中国などから輸入されたものです。いいかげんな管理をしていればカビが生えるし、逆に防かび剤などの体に悪い添加物をたくさん使っているものもあります。

商品の裏に輸入国が表示されていますから、自分の目でじっくり確認し、納得できるものを口にしましょう。

体にいい食べ物3

ワイン

「老化防止・長寿につながる数多くのデータがある」

アメリカの栄養学学会誌「The American Journal of Clinical Nutrition」に掲載された論文など、信頼できる機関によるいくつかの研究で、ワインは体にいいものであることが証明されています。ビールや日本酒など糖質の多いものを多量にとったケースを除き、そもそもアルコール自体が体にいいのですが、とくにワインは優れています。

ポリフェノールをたっぷり含んだ赤ワインは、強い抗酸化作用を持っています。白ワインは、ミネラル成分の影響で**やせる効果があること**がわかっています。

いずれの場合も、**血糖値を下げます**。私自身の実験でも、夕食にワインを飲めば、翌朝の空腹時血糖値は低くなります。

日本人は体質的にアルコールに弱い人が多く、そのため「お酒は健康に良くない」という思い込みがあるようです。1人あたりのアルコール消費量は世界で70位前後。宗教上の理由で飲まない国があることを考えると、かなり低いランキングです。

一生懸命働いているのですから、飲める体質の人はもっとワインを楽しみましょう。

体にいい食べ物4

チョコレート

「カカオ70％以上なら ポリフェノール満載の健康食品」

チョコレートの原料であるカカオはポリフェノールの塊。非常に強い抗酸化作用を持っています。仕事中に口寂しいときなど、チョコレートを食べるといいでしょう。世界1位、2位の長寿の方は2人ともチョコレートを食べていました。

ただし、チョコレートなら何でもいいというわけにはいきません。昔から日本のお菓子売り場で売られていたチョコレートはカカオの割合が少なく、ほとんど糖質と脂質ですから肥満の元となります。

一方、いまは「カカオ〇％」とカカオの含有量を明記した商品が増えています。そうしたものの中から、なるべくカカオ含有量が多い商品を選びましょう。

私が自分の患者さんにすすめているのは、**カカオ含有量70％以上のもの**。カカオ含有量が多くなるほど、苦みのきいた大人の味となり、お酒のつまみとしても楽しめます。いまは、デパ地下や駅ビルなどに本格的なチョコレート店が進出しています。そういうところで高級な品を求め、少量たしなむというのが一番いいかもしれません。

体にいい食べ物5

大豆

AGEや尿酸値を下げる最強の植物性タンパク質

健康を考える上で、**大豆は完璧な食べものです**。100点をつけていいでしょう。

私たちが生きるためにタンパク質は必須ですが、それが動物性のものでなくともいいのです。禅宗のお坊さんは肉や魚を食べなくても健康で長生きするのは、豆腐などの大豆製品から良質の植物性タンパクをとっているからです。

大豆に多く含まれるイソフラボンは、抗酸化物質であるポリフェノールと同じような働きをし、悪玉物質ＡＧＥ（第４章で詳述します）を下げることがわかっています。また、尿酸の上昇を抑えることもわかっています。

豆腐や納豆といった大豆製品を毎日食べましょう。納豆は、発酵というステップを経ているので、さらに健康にいい食材となります。

牛乳の代わりに豆乳を飲むのもおすすめです。ただし、甘い味のついたものは糖質が多くなりますので、プレーンタイプの豆乳を選んでください。

体にいい食べ物6 チーズ

「牛乳はおすすめできないがチーズは例外」

乳製品について「体にいいのか悪いのか」という議論が繰り返しなされます。日本人には、牛乳を飲むと下痢してしまう乳糖不耐症が多く、また大腸がんの原因になっているという説もあり、牛乳の扱いは難しいところです。

しかし、チーズに関しては、**「健康のために積極的に食べるべき食品」**と判断していいでしょう。チーズは血糖値を上げることなく良質のタンパク質がとれますので、仕事中にお腹が空いたときなどおすすめです。

ただし、人工的に固められたプロセスチーズではなく、ナチュラルチーズを選びましょう。そのときに、あまり塩分の強くないものにしたほうがいいでしょう。

ちなみに、牛乳よりも山羊の乳のほうが体にいいのではないかと言われており、チーズも山羊のものを食べてみるといいかもしれません。

多少クセはありますが、ワインと合わせれば相性抜群です。

体にいい食べ物7

ブルーベリー

「ポリフェノールが豊富で老化防止にも効果あり」

果物の中で、最も推奨できるのがブルーベリーです。ベリー種には、ラズベリー、クランベリーなどいろいろありますが、なかでもブルーベリーは優れています。

ブルーベリーには、**ポリフェノールの一種であるアントシアニンが豊富に含まれ、老化を促進するAGEという物質を減らしてくれる効果があります**。

また、アントシアニンは視力回復効果があることでも有名で、疲れ目に悩まされるビジネスパーソンにとってまさに強い味方となります。

ビタミン類も豊富で、さほど糖質も多くないので安心して食べられます。

ヨーグルトに混ぜたり、サラダに加えたりしてもいいでしょう。

いまは、サプリメントも出ていますが、生のブルーベリーをそのまま食べましょう。サプリメントでは、大事な「咀嚼」ができません。それに、縄文時代にはサプリメントなどなかったのですから。

体にいい食べ物8

コーヒー

「挽き立てのブラックなら十分な健康食品」

「苦いコーヒーを飲むと胃が痛くなる」などと言う人もいて、これまで長い間、コーヒーが体にいいのか悪いのか、専門家の間でも意見が分かれていました。

しかし、「European Journal of Clinical Nutrition」などの統計調査から、コーヒーには糖尿病の発症を抑える効果があることがわかっています。そのメカニズムまでは解明されていませんが、データが証明してくれていることには従ったほうがいいでしょう。

また、コーヒーは日本人の動脈硬化を抑えるアンチエージング効果も報告されています。健康を考えるビジネスパーソンなら、忙しい1日の中にも、ゆったりとしたコーヒータイムを持ちましょう。

ただし、これはあくまで**「挽き立ての本格コーヒーをブラックで飲む」**ときの話です。砂糖をたっぷり入れなくては飲めないようなら、やめておきましょう。

もちろん、缶コーヒーなどはもってのほかです。「コーヒー飲料」と「本格コーヒー」はまったく別物だということを、繰り返しお伝えしておきます。

体にいい食べ物9

酢

「血糖値を下げ、疲労回復にも役立つ万能食材」

酢は、穀物や果実などが発酵することで生まれます。

酢には**血糖値を下げる効果**があることがわかっており、また、**食品中のAGEを下げてくれます**。さらに、**血圧を下げることもわかっています**。まさに、健康が気になり始めたビジネスパーソンにぴったりの食材です。

酢に含まれるクエン酸やアミノ酸は、疲労回復のために欠かせない物質であり、夏バテの時期などにはとくに酢をとることをおすすめします。

酢にも、米酢、玄米酢、黒酢、ワインビネガーなどいろいろな種類があります。大事なのは、天然の醸造酢を選ぶこと。科学的に合成された「合成酢」は避けましょう。

また、ポン酢類は、醤油などの塩分が加えられているのでまったくの別物と考えてください。普段から料理に酢を多用するだけでなく、食卓に常備し、調味料として使うクセをつけるといいでしょう。

体にいい食べ物10

生もの

「食材は熱を加えることで悪性に変質する」

食品は調理の仕方で栄養や毒性が変わります。

たとえば、野菜に熱を加えることでビタミンが減少してしまうことは、多くの人が知っているはずです。それだけでなく、食品を加熱するとAGEが増え、毒性が高まってしまうのです。

魚や野菜など、寄生虫の心配がない食べものは**熱を加えず、できるだけ生で食べましょう**。それによって、豊富な栄養素はそのままに摂取でき、かつAGEを低く抑えることができます。

加熱するとしても、あまり高温にならない調理法を選んでください。たとえば、揚げるよりは茹でるといった具合です。

どんなものでも、生で食べようと思えば、それだけ新鮮なものを選ぶでしょう。そういう習慣も健康に寄与していきます。

第2章

やせる食事術

病気を遠ざけ活力を取り戻す！

糖質制限で心身を整える技術

肥満が多くの病気を引き寄せ、心身のパフォーマンスを下げている。
体型を保ちながら体調も整え、いつまでも健康でいられる食べ方とは？

肥満のメカニズム

なぜ太るのか？

長年、肥満の犯人は脂肪とされてきたが、これはまったくの冤罪《えんざい》。犯人は糖質である。そして、多くの生活習慣病を生み出す原因も糖質だということが徐々にわかってきた。そもそも肥満とは何か？ どのようにつくられているのか？

なぜ、脂肪ではなく糖質を摂取することで太るのか、そのメカニズムを簡単に説明しましょう。

まず覚えておいてほしいのは、脂肪を食べたから体の脂肪が増えるのではないということです。食べたものは、消化・吸収の過程で、新しい物質に分解・合成されていきます。脂肪を食べたから、そのまま脂肪になるというのではなく、糖質を過剰摂取してブドウ糖が余ると、中性脂肪が蓄積されるのです。

中性脂肪は、トリグリセリドとも呼ばれ、「使い切れなかったエネルギー」と考えていただければいいでしょう。健康診断で「血中中性脂肪値」が測られますが、この数値は肥満のバロメーターでもあり、太っている人はみな高めです。ただ、非常に動きやすい数値で、検査の前日に食べたものによっても大きく左右されます。だから、「中性脂肪値が高い」と指摘されても、さほど怖がることはありません。やせれば確実に下がっていきます。

では、やせるにはどうしたらいいのか。大事なのは**「血糖値」**です。

私たちの血液中には生きるために普段からある程度の**ブドウ糖**が存在し、血糖値が一定の基準（70〜140）に保たれています。この水準が保たれず血糖値が上がりすぎたり下がりすぎたりしたら、命に関わります。実際に、自分の血糖値の変化についてまったく知らず、ある日突然、昏倒して亡くなる人もいるのです。

そして、そのブドウ糖の元となるのは**糖質**です。

糖質にも種類があり、ごはんやパン、パスタ、イモ類などは**「多糖類」**、砂糖は**「二糖類」**、ブドウ糖や果糖は**「単糖類」**に分類されます。二糖類はブドウ糖や果糖が2つ連なったものであり、多糖類はブドウ糖がさらにたくさん連なったものです。

食物として口から摂取したこれら糖質はすべて、消化酵素によって1個1個のブドウ糖や果糖に分解されます。ごはんもパンもパスタもイモも、最終的にはブドウ糖に分解されて吸収され血液中に放出されます。

このとき、糖質をたくさん摂取すれば血液中のブドウ糖が増えます。そのままでは血糖値が上がりすぎてしまいますから、膵臓から**インスリン**が出てきて、余ったブドウ糖を処理します。

どのように処理するかというと、まず、インスリンが余ったブドウ糖を**グリコーゲン**に変えて肝臓や筋肉の細胞に取り込みます。それによって、健康な人は、血糖値が上がりすぎずに済んでいるのです。

しかし、グリコーゲンとして細胞内に取り込める量には限界があり、さらに余ったブドウ糖は、今度は**中性脂肪**に形を変えて脂肪細胞に取り込まれます。これこそが**肥満の原因**です。中年男性の多くが悩むぽっこりお腹の中の脂肪は、油っぽいものを食べた結果ではなく、糖質を過剰摂取したことで余ったブドウ糖が中性脂肪に姿を変えたものなのです。

インスリンは、血糖値の上昇から私たちを守ってくれる非常に重要な物質ですが、こうした働きから「肥満ホルモン」とも呼ばれます。

ちなみに、重度の糖尿病を放置していると、太っていた患者さんもだんだんやせていきます。これは、糖尿病の重症化で膵臓がすっかり弱り、インスリンの分泌が遅れると高血糖になり、このブドウ糖が大量に尿に出ていくからです。

図2-1 肥満のメカニズム

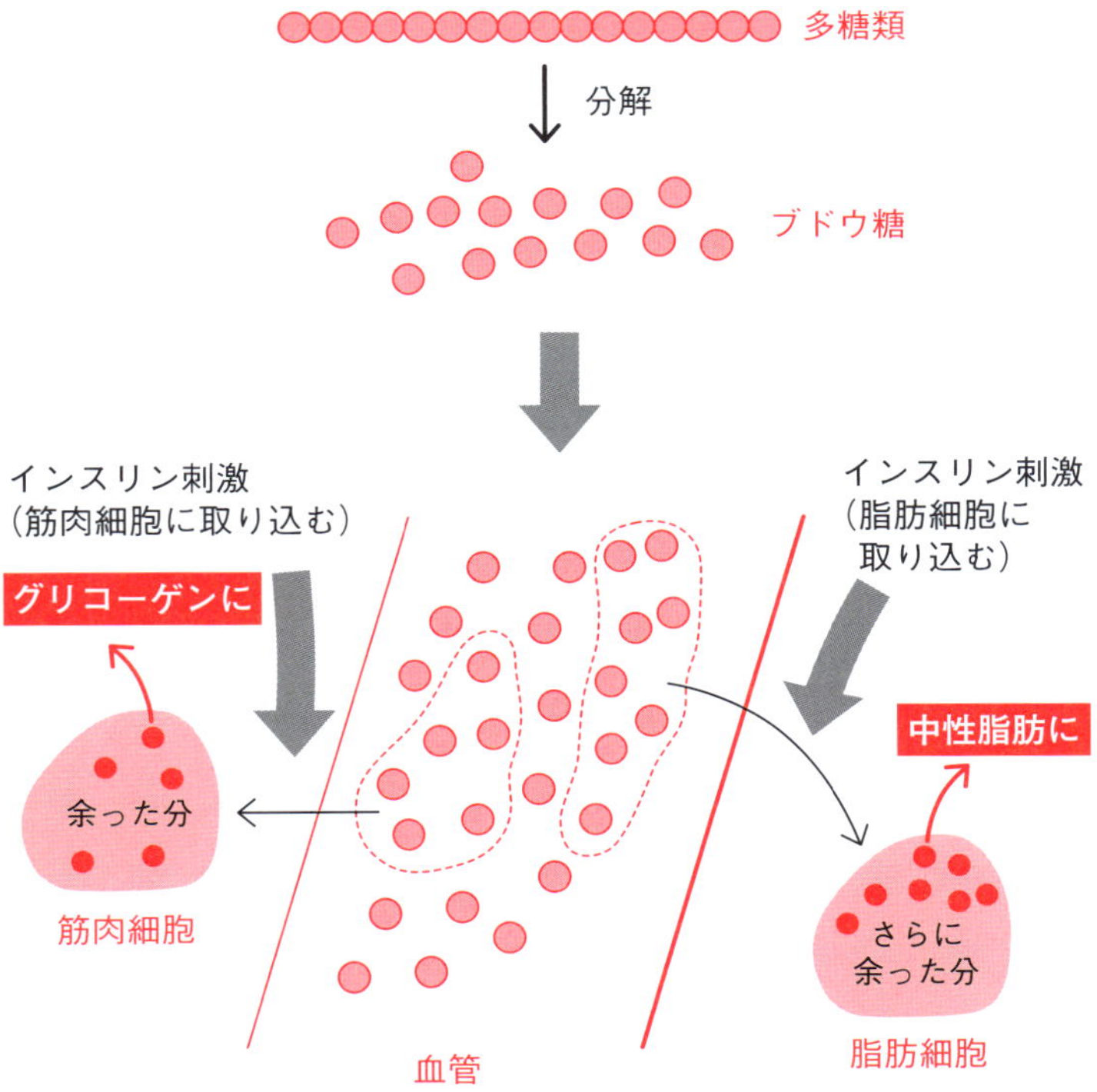

＊血液中のブドウ糖は血管の外に出て、インスリンの働きで筋肉（または肝臓など）の細胞に取り込まれ、中でグリコーゲンになる（ブドウ糖が結合した形）。さらに余ったブドウ糖はインスリンの働きで脂肪細胞に取り込まれ、中性脂肪に形を変えて溜め込まれる。

1 ポッコリお腹はなぜへこまないのか？

脂肪は簡単には燃えない仕組みになっている

健康な人が過剰摂取した糖質が、グリコーゲンや中性脂肪として蓄えられるのは、飢餓に備えての当然の仕組みです。そのおかげで、何かの事情で食事がとれなくても、水さえ飲んでいれば私たちは1か月近く生き延びることができます。

食事がとれずに血中のブドウ糖が不足すると、まずは肝臓や筋肉の細胞に取り込まれていたグリコーゲンがブドウ糖に戻され、エネルギーとなります。それがなくなれば、脂肪細胞に取り込まれた脂肪がエネルギーとして使われ、一部はブドウ糖に戻されます。

逆に言うと、**脂肪細胞にある中性脂肪がエネルギーに変わるのは後回し**であり、だからこそ一度溜め込んでしまったお腹の脂肪はなかなかなくならないわけです。

実は、脂肪は糖質と比べ、とてもエネルギー効率がいいのです。

図2－2に、体重70キロの健常男性のエネルギー貯蔵量を表にしたので見てください。

肝臓に貯蔵されているグリコーゲンは70グラムで、２８０キロカロリーのエネルギーとなります。一方、脂肪細胞に貯蔵された中性脂肪は1万５０００グラムで13万５０００キロカロリーです。

ちょっと数字に強い人ならすぐにわかると思いますが、同じ1グラムでも、グリコーゲンは４キロカロリーなのに、脂肪にすれば９キロカロリーのエネルギーを放出できます。こうした効率のいい脂肪は、より貯蔵に適しており、徹底して溜め込まれる傾向にあるのです。

図2-2 体重70キロの健常男性のエネルギー貯蔵量

エネルギーの保存形態	保存されている箇所	エネルギー量
グリコーゲン	肝／70g	280kcal
	筋肉／120g	480kcal
グルコース	体液／20g	80kcal
脂質	脂肪／15,000g	135,000kcal
タンパク質	筋肉／6,000g	24,000kcal
		合計／159,840kcal

『デブリン生化学 原書7版』（丸善出版）より

2 やせるには運動ではなく食事

運動で減らせる体重には限界がある

「やせるために走っている」というビジネスパーソンがたくさんいます。毎日の仕事だけでも疲れるでしょうに、ご苦労なことだと思います。しかし、本当にダイエットを考えるなら、**運動するよりも食事を変えることです**。運動で減らせる体重などたかが知れており、とても効率的とは言えません。

もっとも、多くの人がこれまで「食事よりも運動で減量したい」と考えてきた理由は、私にはよくわかります。食欲には勝てないからです。

とくに男性は、「お腹をすかしているくらいなら、ハードな運動に耐えたほうがいい」と考える人が多いのです。

しかし、そういう思考回路に陥ってしまったのは、ひとえに正しい知識がなかったからです。第1章でも触れたとおり、ダイエットにカロリー制限は無用。糖質制限なら、空腹に耐える必要などありません。

ところが、スポーツクラブのインストラクターなどから「運動をせずに食事だけでダイエットを行うと筋肉が落ちてしまう」と吹き込まれるケースがあるようです。

「運動をすれば筋肉がつく」というのは事実です。しかし、**「食事制限でやせると筋肉が落ちる」というのはウソです**。

前項でも説明しましたが、食事で糖質を制限すれば、まず、グリコーゲンが使われ、次にようやく脂肪が燃えます。その脂肪（体中の脂肪細胞に溜め込まれた中性脂肪）が全部使われてしまったときにはじめて、私たちは筋肉のタンパク質からエネルギーを得るようになります。つまり、筋肉が落ちるのです。

そんなことは、山で遭難して何も食べずにいたようなときにしか起きません。そして70キロの男性には、1か月以上の脂肪エネルギーのストックがあるのです（図2－2参照）。少なくとも、ぽっこりお腹を気にしている中年男性が、筋肉からエネルギーを得なければならないほど食事制限を貫いてしまうなどということは考えられません。

なお、筋トレに励んでいる人たちがよく口にする「筋肉を増やすことで基礎代謝を高めればダイエットにつながる」という理論は間違っていません。

しかし、そこまで基礎代謝を高めるには、**相当のトレーニングが必要です**。また、十分なトレーニング時間が確保できなければ、**すぐに筋肉は落ちて元の木阿弥となります**。ここが問題なのです。

みなさんは、プロのアスリートではないのに、ずっと厳しいトレーニングを続けることができますか？　70歳を超えてもできますか？　テレビCMに登場する「ハードな運動によって驚くほど引き締まった元肥満者」の有名人が、ずっと、その肉体のままでいられると思いますか？

「かっこいい肉体美をつくりたい」という思いから筋トレに励むのは悪いことではありません。しかし、それをダイエットや健康づくりに結びつけようとしないこと。中途半端な一石二鳥は狙わずに、まずは正しい食事法を身につけることを最優先に考えてください。

本当の健康は「一時的な頑張り」では手に入りません。理性あるビジネスパーソンならば、無理につけた筋肉を長期間にわたって維持しようと努力することよりも、糖質制限に集中するほうが、自分にとってはるかに利が多いとわかるでしょう。

その上で、運動をするなら、ウォーキングや階段の上り下りなどを20分も行えばいいでしょう。とくに、糖質を多く摂取した後には運動しましょう。それによって血糖値の上昇を抑えられ、肥満を予防できます。

3 肥満は確実に寿命を縮める

肥満と病気には因果関係がある

信頼のおける医学誌「ランセット」のオンライン版に、アメリカのハーバード公衆衛生大学院とイギリスのケンブリッジ大学の研究チームによる「肥満が寿命に与える影響」についての研究結果が発表されました。

１９７０年から２０１５年に行われた２３９件の大規模な疫学調査から、32か国１０６０万人のデータを解析したところ、**肥満はさまざまな病気のもととなり、寿命を縮める**ことがわかったというのです。しかも、重度の肥満者では、寿命が10年短くなり、２人に１人は70歳前に死亡するおそれがあると指摘されました。

具体的には、ＢＭＩ（肥満判定基準）が５％上昇するごとに、心疾患系の死亡リスクが49％、呼吸器疾患の死亡リスクが38％、がんの死亡リスクが19％増加したそうです。

全体の死亡リスクは、ＢＭＩ22・５～25の「標準体重」のグループが最も低く、30～35

の「肥満1度」で45％、35～40の「肥満2度」で94％、40以上の「肥満3度」では300％近く上昇しています。

注目しておきたいのは、BMI25をちょっと超えた段階で、すでに死亡率の上昇が始まることです。

ちなみに、WHOでは、BMI25以上を「過体重」、30以上を「肥満」と定義していますが、日本人の場合、BMIが25を超えると糖尿病や循環器疾患の発症リスクが高くなることがわかっているため、25以上を肥満と扱います。

一時期、「体重が平均より少し多いくらいのぽっちゃり型のほうが長生きする」と言われたことがありましたが、この研究結果では、それが見事に否定されています。

この研究では、**女性に比べ男性のほうが肥満による寿命への影響を強く受ける**こともわかっています。日本男性に肥満が増えていることを考えると、この研究結果は非常に大きな意味を持っています。

日本経済を支えるビジネスパーソンが「ちょっとくらい太っていてもいいや」などと自分を甘やかしている場合ではないのです。

肥満が、糖尿病をはじめとするあらゆる病気に関与していることは、疑いようがありません。

4 毎日口に入れる「糖質量」を制限する

うどん一玉は角砂糖13個分

これまで見たとおり、太る唯一の要因は糖質です。現代人は無意識に過剰の糖質を摂取しており、それは中毒に近いレベルです。したがって、毎日口に入れる糖質を制限し、上手に糖質量を管理すれば体重を減らすことができます。

では、どのように糖質を制限すればいいのでしょうか。まず毎日の食事から**ごはんやパン、麺類、イモ類**を減らしていきます。その分、野菜や、お肉、魚、豆腐などをお腹いっぱい食べてください。カロリーは一切、気にしなくて大丈夫です。

もちろん、缶コーヒーやジュース、清涼飲料水は厳禁です。喉が渇いたときは、水かお茶を飲むクセをつけましょう。また、**ケーキやスナック菓子、せんべいなども糖質の塊**と考えて食べないようにします。

とくに**夕食の糖質**をできるだけカットしましょう。朝食や昼食ならば、その後の活動によってブドウ糖も消費されやすいですが、夕食後は寝るだけなのでもろに溜め込んでしまいます。夜は糖質含有量の高いものを口にしないこと。これを徹底すれば、あなたは必ずやせていきます。また、どうしても糖質を食べたいときは、食後すぐにウォーキングなどの運動をすれば太りません。

確実に体重を落としていくためには、1日の糖質摂取量を**60グラム以下**に抑えるのが理想です。体重を維持するためには、**男性で1日120グラム、女性で110グラム以下**に抑えるのを基準にしてください。

では、どんな食べ物にどのくらいの糖質が含まれているのか。代表的なところを表にしましたので図2-3を見てください。

うどん1玉に53グラム。実に角砂糖13個分の糖質が含まれています。そばも多いですね。玄米であっても、糖質量については白米とあまり変わりません。

野菜の中では、イモ類などの根菜類に糖質が多く含まれます。ポテトサラダを食べて「野菜をとった」と満足しているようではだめだということです。

コーンフレークなどのシリアル類も、ヘルシーなイメージがありますが糖質の塊です。

つまり、いわゆる「主食」という扱いをされるものに糖質が多いのです。ランチタイムに「ざるそば2枚」などというのは最悪。やせたいなら、おかず中心に食生活を立て直していく必要があります。

なお、日本人のみならず、いまでは外国人にも大人気のお寿司は、かなりやっかいです。小さくても握ってある分ごはんの量が多いのと、酢飯には、お酢の酸味を中和するために砂糖も含まれているからです。お寿司は多食せず、特別なお祝いのときなどに留めておきましょう。

図2-3 食品に含まれる糖質量

食品	量	糖質量
主食		
ごはん		
白米ごはん	1膳	55.2g
玄米ごはん	1膳	51.3g
にぎり寿司	1貫	7.3g
おにぎり	めし75g	27.6g
リゾット（チーズ）	米50g	43.9g
オムライス	めし135g	59.2g
チャーハン	めし180g	68.1g
親子丼	めし200g	82.5g
牛丼	めし200g	84.5g
かつ丼	めし200g	86.6g
天丼	めし200g	91.1g
ビーフカレー	めし180g	87.9g
麺		
ざるそば	ゆでそば180g	50.5g
天ぷらそば	ゆでそば180g	60.8g
ざるうどん（ごまだれ）	ゆでうどん200g	53.6g
天ぷらうどん	ゆでうどん200g	59.2g
冷やしそうめん	手延ゆで225g	64.7g
ソース焼きそば	蒸し中華麺150g	62.8g
とんこつラーメン	生中華麺110g	66.1g
冷やし中華	生中華麺110g	79.4g
ミートソーススパゲッティ	ゆでスパゲッティ 200g	68.3g
パン		
食パン（8枚切）	45g	20.0g
食パン（6枚切）	60g	26.6g
クロワッサン	30g	12.7g
ナン	75g	34.2g
その他の主食		
春雨	30g	25.6g
フルーツグラノーラ	40g	27.7g
プレーンコーンフレーク	40g	32.4g
ビーフン	50g	39.5g
クリスピーミックスピザ	クリスピークラスト63g	34.4g
主菜		
魚		
あじの干物焼き	干物50g	0.1g
ししゃも焼き	からふとししゃも60g	0.3g
塩鮭焼き	塩鮭80g	0.1g
うなぎのかば焼き	かば焼き70g	2.2g

ぶりの照り焼き	ぶり80g	6.3g
白身魚のフライ	白身魚70g	8.6g
その他魚介・加工品		
ゆでえび（サラダ用）	60g	0.0g
ずわいがに（ゆで）	40g	0.0g
あさり	40g	0.2g
かき	120g	5.6g
いくら	10g	0.0g
ツナフレーク（油漬缶）	20g	0.0g
はんぺん	30g	3.4g
刺身		
まぐろ赤身	40g	0.6g
いか	30g	0.6g
はまち	40g	0.7g
しめさば	40g	1.3g
ほたて貝柱	36g	1.9g
牛肉		
ビーフステーキ（ロース）	国産かたロース100g	1.9g
ビーフステーキ（ヒレ）	国産ヒレ100g	2.2g
ローストビーフ	国産もも70g	2.2g
ビーフハンバーグ	牛ひき肉100g	9.7g
豚肉		
豚肉の生姜焼き	豚かたロース80g	6.3g
ピーマンの肉詰め焼き	合いびき肉40g	13.7g
焼き餃子	豚ひき肉50g	17.2g
豚しゃぶサラダ	豚ロース75g	4.1g
ポークシューマイ	豚ひき肉60g	17.1g
ロールキャベツ	合びき肉50g	14.5g
トンカツ	豚ロース100g	10.0g
酢豚	豚かた80g	25.5g
鶏肉		
鶏肉の照り焼き	若鶏もも80g	4.2g
蒸し鶏	若鶏ささみ80g	6.4g
バンバンジー	若鶏むね80g	7.3g
クリームシチュー	若鶏もも80g	25.0g
鶏肉のから揚げ	若鶏もも80g	4.7g
その他の肉・加工品		
ラムステーキ	ラムロース80g	2.3g
馬刺し	馬肉60g	2.5g
ウインナーのソテー	ソーセージ50g	3.5g
たまご		
鶏卵（ゆで）	50g	0.2g
プレーンオムレツ	鶏卵100g	1.1g
ベーコンエッグ	鶏卵50g	0.2g
厚焼き玉子	鶏卵50g	3.2g

大豆製品		
木綿豆腐	150g	1.8g
絹ごし豆腐	150g	2.5g
油揚げ	15g	0.0g
納豆	50g	2.7g
無調整豆乳	200g	5.8g
調整豆乳	200g	9.0g
マーボー豆腐	木綿豆腐120g	6.3g
副菜		
サラダ		
コールスローサラダ	キャベツ60g	4.4g
マカロニサラダ	マカロニ・ゆで20g	8.0g
ポテトサラダ	じゃがいも50g	10.1g
シーフードサラダ	いか・えび・たこ各20g	1.4g
緑黄色野菜		
ほうれん草のおひたし	ほうれんそう60g	0.6g
オクラのおかかあえ	オクラ35g	0.8g
ブロッコリーのマヨネーズあえ	ブロッコリー 60g	0.8g
サニーレタス	25g	0.3g
さやいんげん	48g	1.2g
にんじん	48g	3.2g
ミニトマト	58g	3.4g
トマト	145g	5.3g
パプリカ	126g	7.1g
かぼちゃ	80g	13.7g
淡色野菜		
セロリの炒め物	セロリ40g	2.0g
きゃべつ炒め	きゃべつ100g	4.8g
きゅうりとわかめの酢の物	きゅうり50g	3.5g
もやし炒め	もやし100g	1.6g
焼きなす	なす80g	2.9g
大根の煮物	大根80g	5.4g
ごぼうと牛肉の煮物	ごぼう50g	8.4g
とうもろこし（ゆで）	125g	17.2g
いも類		
こんにゃくの炒煮	板こんにゃく80g	2.7g
ジャーマンポテト	じゃがいも60g	11.2g
焼きいも	さつまいも80g	21.4g
海藻・きのこ		
生わかめ	10g	0.2g
焼のり	2g	0.2g
味つけもずく	80g	4.4g
ひじきの煮物	ひじき・乾燥7g	5.3g
きのこのソテー	しめじ80g	1.2g
味噌汁・スープ		

豆腐となめこの味噌汁	木綿豆腐30g	3.1g
茶わん蒸し	鶏卵30g	5.2g
かき玉スープ	鶏卵25g	2.3g
ミネストローネ	トマト水煮缶50g	12.3g
その他の食品		
乳・乳製品		
牛乳	乳脂肪3.8%200ml	9.6g
低脂肪牛乳	乳脂肪1.0%200ml	11.0g
プレーンヨーグルト	100g	4.9g
加糖ヨーグルト	100g	11.9g
カマンベールチーズ	22g	0.2g
クリームチーズ	18g	0.4g
果物		
いちご	50g	3.6g
メロン	50g	4.9g
グレープフルーツ	50g	4.5g
キウイフルーツ	50g	5.5g
りんご	50g	7.1g
温州みかん	70g	7.8g
スイカ	100g	9.2g
バナナ	50g	10.7g
和菓子・洋菓子		
桜餅（関東風）	67g	34.6g
カステラ	40g	25.1g
串団子（粒あん）	70g	31.1g
どら焼き	73g	40.6g
おはぎ・こしあん	100g	42.2g
豆大福	85g	42.8g
たいやき	126g	58.7g
白玉ぜんざい	ぜんざい180ml	59.0g
カスタードプリン	80g	11.8g
シュークリーム	100g	25.3g
ショートケーキ	95g	35.5g
アップルパイ	110g	34.6g
アルコール飲料		
ウイスキー（水割り）	ウイスキー 30ml	0.0g
ウーロンハイ	350ml	0.0g
焼酎（ロック）	50ml	0.0g
ブランデー	30ml	0.0g
赤ワイン	100ml	1.5g
白ワイン	100ml	2.0g
日本酒（コップ）	100ml	4.9g
ビール	350ml	10.9g
発泡酒	350ml	12.6g

『改丁版 糖質量ハンドブック』牧田善二（新星出版社）より

5 糖質の悪性度を正しく知る

人体を壊す糖質ベスト5

一口に「糖質」と言っても、その「悪性度」は違います。私はなにも、日本人の大好物である白いごはんを「一切食べるな」などと言うつもりはありません。

糖質は生命維持のために不可欠な栄養素であって、適切な量を摂取することは必須です。しかし、現代人は過剰摂取の傾向にあり、かつ「一切とる必要のない悪い糖質」を好んでいるのが問題なのです。

悪性度ナンバー1　缶コーヒーや清涼飲料水、ジュースなど

そもそも、人間が生きるためにまったくとる必要のないものです。糖質中毒に陥っているから飲んでしまうのだと気づいて、シャットアウトしてください。

悪性度ナンバー2　**砂糖の入ったお菓子**

白い砂糖は、人間がつくりだした不自然なものです。ケーキであろうとまんじゅうであろうと、白い砂糖がたっぷり溶け込んでいることを忘れないでください。

悪性度ナンバー3　**果物**

ビタミンやミネラルが豊富な分、前記の2つよりはましです。ただ、いまの果物は糖度が高くなるように改良されており、昔の自然な果物とは違っています。とくにジュースはやめましょう。

悪性度ナンバー4　**白米、白いパン、うどんなど**

朝食にトーストを食べたり、ランチに定食のごはんを食べたりするのは構いません。ただ、量を減らしましょう。うどんやそば、ラーメン、パスタなど「単品もの」は、どうしても糖質のとり過ぎになるので注意が必要です。

悪性度ナンバー5　**玄米や全粒粉パン、イモ類**

精製された白米や白いパンなどよりミネラルが多く、同じ量を食べるならこちらがおすすめです。ただし、糖質であること自体は変わりませんから、やはり食べすぎれば太ってしまいます。

このように、同じ糖質であっても悪性度は違い、なかでも**液体は最悪**。なぜなら、**人間本来の消化・吸収システムをまったく無視しているから**です。糖質をとるときは、自然の形に近いもの、よく噛む必要があるものを少量食べるに留めましょう。

6 何を食べると血糖値が上がるか知る

自分の体質に合わせた血糖値管理のすすめ

私のクリニックでは、以前より患者さんに血糖値の自己測定をお願いしています。これまで述べてきたように、血糖値は気づかないところで上昇や下降を繰り返しており、通院時の測定だけでは実態がつかみにくいからです。

これまでは、指先に針を刺し、ごく少量の血液を採取する方法が用いられてきましたが、最近、画期的な器具が発売されました。サッカーの日本代表選手も使用経験があるという「FreeStyle リブレ」です。厚生労働省の認可も下りている商品です。

リブレは、「センサー」と「リーダー」の2部品からなります。

センサーは使い捨てのパッチで、直径が35ミリの丸型。これを上腕部に貼っておきます。耐水性があるのでお風呂に入っても大丈夫。最長14日間の装着が可能です。

このセンサーに、スマホのような形をしたリーダーを近づけると、そのときのグルコー

図2-4 FreeStyleリブレ（アボットジャパン）

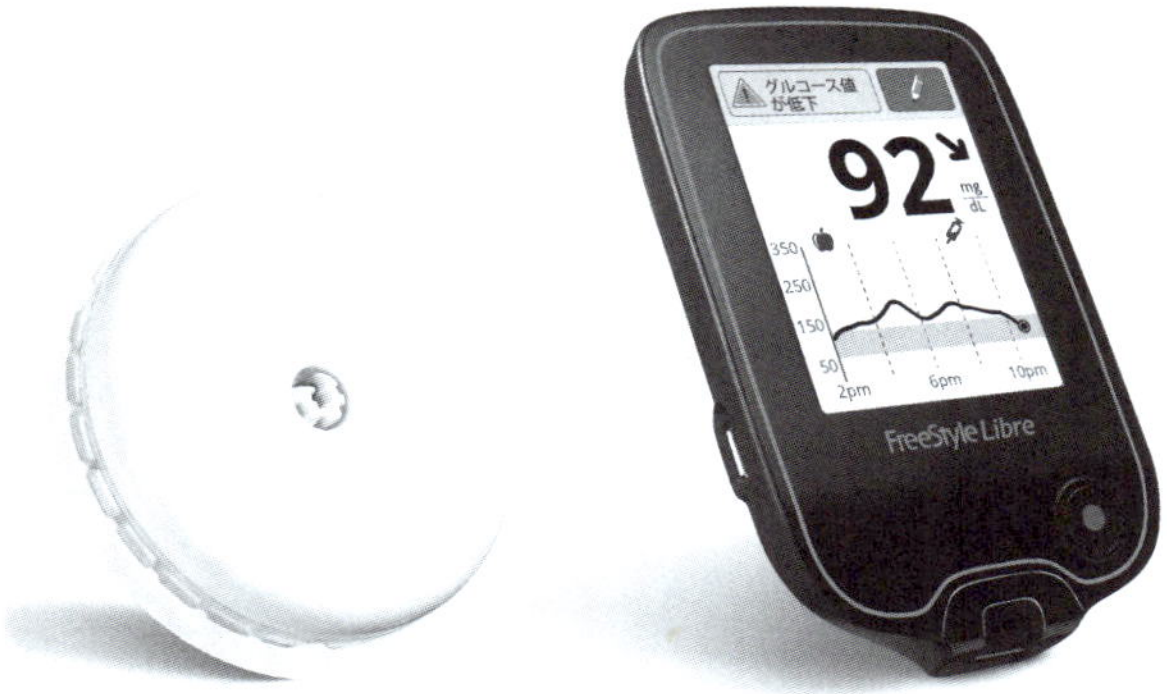

センサー　　リーダー

ス値がすぐに読み取れる仕組みになっています。

また、リーダーを近づけなくとも、センサーが自動的に15分ごとに血糖値を記録し、90日分のデータをリーダーに保存してくれます。だから、食事の時間と内容だけ覚えておいて、あとからデータを見れば、「○○を食べたから血糖値が上がった」ということがわかるのです。

このようにして、食事内容と血糖値を見ていくことで**「何を食べると、いつ頃にどのくらい血糖値が上がるか」**がはっきりわかります。

私の場合、ごはんやうどんを食べた後は170くらいまで血糖値が上がりました。とくに大きく上がったのがカレーライス。てんぷらは思いのほか上がらず、白ワインを飲んだ翌朝は、69まで下がっていました。

一口にカレーライスやてんぷらと言っても、とろみ具合や衣の厚さなどで糖質含有量は違ってきます。普段から自分が口にするものについて測定していくことで、確実な血糖値コントロールが可能になるわけです。

7 血糖値は70〜140に調整する

減量は血糖値の高低を確認しながら行うと確実

図2−5は、私の患者さんが「リブレ」を用いてダイエットしたときの血糖値を示したグラフです。60代の男性で、ヘモグロビンA1cは5・6％。糖尿病ではなく、薬などは飲んでいません。

リブレ装着1日目は、昼食後の14時に199、夕食後の20時に185という高めの血糖値を示しました。しかし、2〜3日測定を続けているうちに、「なにを食べたときに血糖値が上がったか」がわかり、それらを避けているうちに、4日目以降はすべて、140以下に血糖値が収まっています。

血糖値は70から140の間にあるのが理想で、ここに収まっていると体重は確実に落ちていきます。

この男性の場合も、毎日100〜200グラムずつ落ちていきました。1週間くらいす

図2-5 リブレを使った血糖値の日別記録

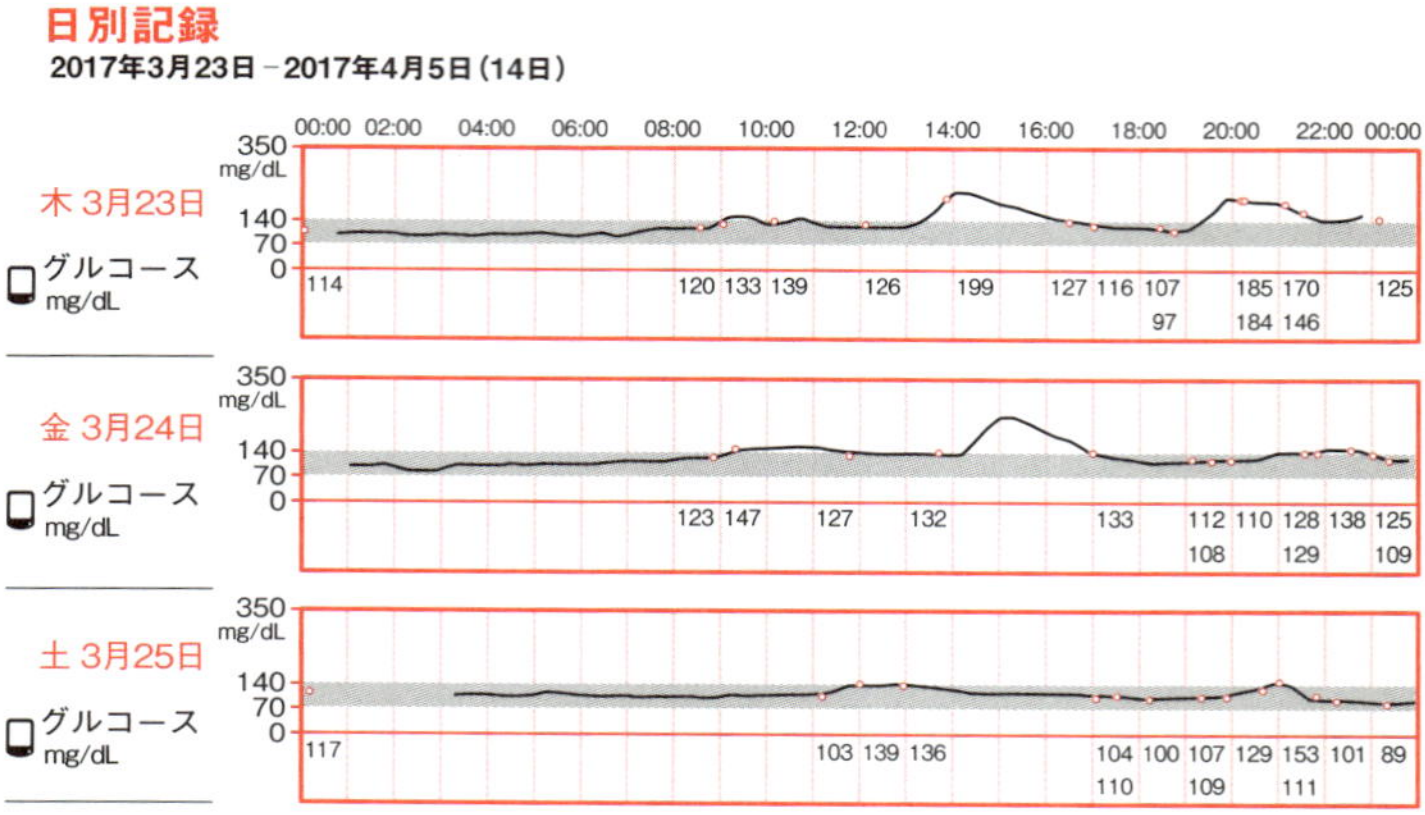

ると、体が基礎代謝を減らすために減少にストップがかかりますが、血糖値が１４０以下に収まる食事を続けていると、また減り始めます。

　リブレを用いた減量法をまとめると次のようになります。

①２週間、リブレで血糖値を測り続ける
②血糖値が１４０を超える食べ物をやめる
③血糖値を70から１４０に保つようにする
④これを実行できると毎日１００～２００グラム体重が減る
⑤目標体重に達したら、糖質制限をやめる

　この方法で、月に2キロの減量が可能になります。

8 なぜ食べる順番で太り方が違うのか?

「野菜→タンパク質→糖質」と、糖質は最後が鉄則

ダイエットには、食べる順番も大事です。私たち人間に備わっている消化・吸収のシステムを考えるなら、まず繊維質の豊富な野菜、続いて消化に時間のかかるタンパク質、最後に糖質を食べることによって血糖値の上昇が緩やかに抑えられます。

野菜類は、根菜や甘いトマトなどを除けばほとんど血糖値は上がりません。肉や魚も上がりません。しかも、消化に時間がかかります。こうしたものが先に胃の中に入っていることで、そこにごはんなど糖質が加わっても、**急激に血糖値が上がることはないのです**。

たとえば、生姜焼き定食が目の前にあったなら、まずは付け合わせのキャベツや小鉢に入った野菜類を食べ、次に肉を食べて、最後にごはん。これなら、血糖値の上昇も抑えられる上に、ごはんを残すこともできるでしょう。逆に、先にごはんをかき込んでしまうと、一気に血糖値が上昇。結果的に同じものを食べたはずなのに、肥満につながります。

9

食べる回数を増やしたほうが太らない

ちょこちょこ食べるとなぜ太らないのか？

食べる回数によっても肥満度合いが変わってきます。

1日に食べる分量が決まっているとしたら、それをできるだけ多数回に分けて食べたほうが、血糖値も大きく上がらず、インスリンもあまり出ないので太りません。

太る原因である糖質について考えるために、ここではちょっと極端な事例をあげます。あなたが1日に6個のおにぎりを食べることになったとしましょう。このとき、空腹状態で3個ずつ2回に分けて食べるより、2時間おきに1個ずつ12時間かけて食べたほうが太りません。

最近食事の回数を減らす人が増えていますが、「1日3食だったのを2食に減らしたらやせた」という人がいるなら、それは、結果的に1日に食べる総量が減ったからです。

1日に食べる総量を減らすことは、当然ダイエットにつながります。しかし、それができる人ならば、さらに賢い行動がとれるのではありませんか？　すなわち、2回で食べているその総量を、3回以上に分けることができれば、さらにやせるはずです。

やせるだけではありません。**血糖値が安定することで1日のパフォーマンスもアップ**することでしょう。

ちなみに、「朝食を抜いたら体調がよくなった」などと言う人がいますが、そういう人はそもそも夜遅くにたくさん食べているのです。前の日のものが消化されずに残っているような状況で、無理に朝食を食べたら気分が悪くなるのも当然です。

彼らの多くは、以下のようなサイクルに陥っているはずです。

1　朝食を抜いたおかげでお昼にはお腹ペコペコ
2　空腹でランチを満腹になるまで食べる
3　それがなかなか消化されないので夕食が遅くなる
4　翌朝、胃がもたれているので朝食はパス

こうした食べ方をしていれば仕事のパフォーマンスも落ちて当然です。それを朝食を抜くことで「調子が良くなった」と感じるのは本末転倒。ただ、一時的に胃が軽くなったに

すぎず、実は**血糖値のアップダウン**を呼んでいるのです。

結果を急ぎたがるビジネスパーソンは、とかく極端な方法をとりがちです。なかには「最近太ってきたから断食しよう」と考える人もいるかもしれません。たしかに、断食した直後は体重は落ちます。しかし、血糖値を激しく変動させ、長期的に見れば不健康で**「太りやすい体」**をつくってしまいます。

イスラム教徒は「ラマダン*」の期間、日中は一切食事をせずに空腹に耐え、その分、日没後にはたくさん食べます。

しかも、彼らはアルコールを飲まず、甘いものが大好き。空腹時に糖質をドカンと食べることを繰り返しているため、肥満と糖尿病がとても多いのです。

毎日の食生活では、血糖値の振れ幅をなるべく小さくすることが重要です。

とくに、「腹ぺこ→ドカ食い」は「太る→老ける→病む」のもと。少しずつ回数多く食べることを心がけてください。

＊６月上旬〜７月上旬の１か月間、日の出から日の入りまで断食し、神の恵みに感謝する。

10 海藻やキノコを積極的に食べる

糖質ほぼゼロで食物繊維が豊富

糖質制限ダイエットを成功させるために、強い味方になってくれる食材に、海藻やキノコがあります。

海藻やキノコは、健康に欠かせないビタミンやミネラルが豊富な一方で、ほとんど糖質が含まれていません。たとえば、メカブ、モズク、マイタケ、マッシュルームは糖質ゼロ。ワカメ、コンブ、シイタケ、ナメコも限りなくゼロに近い数値です。ダイエットを考えるビジネスパーソンが心置きなく食べていい食材と言えるでしょう。

昔から、「ヒジキを食べると髪の毛が豊かになる」と言われたように、海藻は毛髪や肌にもいい効果があります。

また、キノコ類は**免疫力**をアップする効果が言われています。免疫力がアップすれば、あらゆる病気にかかりにくくなります。

なにより、海藻やキノコ類には**食物繊維**がたっぷりなのが嬉しいところです。食物繊維は便秘を防ぎ、近年、激増している**大腸がんの予防**にも寄与してくれますし、塩分や食品添加物などを体外に排出する役割を担ってくれます。

さらには、**腸内細菌**のバランスも整えてくれます。腸内細菌の重要性については第5章で詳述しましょう。

また、食物繊維が豊富に含まれていることで胃での消化に時間がかかり、その後に摂取した糖質の吸収を遅くしてくれます。ですから、定食のごはんを食べる前に、ワカメの味噌汁を口にしたほうがいいのです。もちろん、海藻やキノコを使った小鉢があれば、それをごはんより先に食べてください。

ところが、この貴重な食材を、とくに男性はごく少ない量しか食べません。彼らにとって、海藻やキノコ類は「おまけ食品」の位置づけなのでしょう。しかし、健康を考える上では、「王様食品」に近いものです。もっと積極的に摂取しましょう。

糖質制限を行うときに、まず、みなさんの食卓には、肉や魚、大豆製品といったタンパク質が並び、「そうだ、野菜も食べなくちゃ」とサラダなどが追加されることでしょう。そこに、もう一品、海藻やキノコを使った小鉢が加わればベストです。

11 タンパク質のとり方で満足度が変わる

動物性と植物性のバランスが大切

ごはんやパンといった糖質を減らしても、タンパク質が豊富なおかずを食べると満足できます。また、タンパク質は血肉をつくる重要な栄養素です。糖質制限を行うときには、タンパク質を上手にとることを考えましょう。

図2－6に、タンパク質を豊富に含む食品を載せましたので参考にしてください。

基本的に、肉や魚、卵といった動物性食品はタンパク質の塊と考えていいでしょう。ただ、加工してあるソーセージ類は添加物に発がん物質が含まれるので避けます。おすすめは、豆腐などの**大豆食品**です。大豆に限らず、豆類は総じて優れた植物性タンパク質です。「糖質を控えている分、タンパク質を」と考え、欲するままに肉や魚を食べていたら、コレステロールが上がってしまいます。豆類などの植物性タンパク質と半々くらいに摂取して、バランスをとりましょう。

図2-6 タンパク質が多い食品

肉類

タンパク質が多い肉類	タンパク質(g)
牛すじ	28.4
牛ヒレ肉	21.3
牛もも肉	19.5
牛肩肉	16.8
牛サーロイン肉	16.5
牛バラ肉	12.6
牛タン	15.2
牛レバー	19.6
豚ヒレ肉	22.8
豚もも肉	20.6
豚肩ロース肉	17.1
豚ロース肉	19.3
豚バラ肉	14.3
豚レバー	20.5
鶏ささ身	23.1
鶏むね肉(皮なし)	22.3
鶏もも肉(皮なし)	18.9
鶏むね肉(皮つき)	19.5
鶏もも肉(皮つき)	16.3
鶏手羽先	17.5
鶏レバー	18.9
ロースハム	16.5
ベーコン	13.0
ウインナー	13.2

魚類

タンパク質が多い魚貝類	タンパク質(g)
タラ	17.6
カレイ	19.6
カツオ	25.8
カジキ	23.1
アジ	20.7
マグロ(赤身)	26.5
サケ	22.3
タイ	21.8
サバ	20.8
イワシ	19.8
ブリ	21.4
サンマ	18.6
マグロ(とろ)	20.0
カキ	6.6
エビ	18.4
イカ	18.1
カニ	20.7
タコ	21.8
ホタテ	17.6

乳類

タンパク質が多い乳製品	1食あたりの量	タンパク質(g)
牛乳	200cc	6.0
プレーンヨーグルト	100g	3.2
プロセスチーズ	1個	4.5

たまご

タンパク質が多いその他食品	1食あたりの量	タンパク質(g)
たまご	1個	6.2

豆類・大豆加工品

タンパク質が多い豆類	1食あたりの量	タンパク質(g)
枝豆	10g	11.6
納豆	50g	8.3
絹ごし豆腐	100g	5.0
もめん豆腐	100g	6.8
豆乳	200cc	7.2
ピーナッツ	30g	5.0

「食と健康の総合サイト　e840.net」より

12 水を1日2リットル飲む
血糖値を下げ、代謝の質を上げる

やせたいのなら、質のいい水をたくさん飲みましょう。1日に2リットルは飲んでいいでしょう。水をたくさん飲むと、それによって単純に**血中の糖の濃度が薄まり、それだけで血糖値が下がります**。糖尿病の患者さんが「すぐに喉が渇いて水が飲みたくなる」というのは、上がった血糖値を下げようとする体の自然な欲求でもあるのです。

血糖値が上がりすぎないようにすることが肥満防止の第一歩であることを考えれば、水はたくさん飲んだほうがいいということがわかるでしょう。

また、健康のためにも水はどんどん飲んで、体内で入れ替えましょう。

細胞の代謝には水を必要としますが、そのときに、古い汚れた水より新鮮な水のほうがいいからです。なお、コントレックス、ヴィッテルなどの硬水は便秘にも効果を発揮しますので、便秘症の人は硬水を飲むようにするといいでしょう。

13 オリーブオイルはやせる

糖質と一緒にとるだけで血糖値を抑えられる

「太るのは脂肪ではなく糖質摂取によるものだ」ということについて、そろそろ理解が深まってきたことと思います。それでも、長くカロリー信仰を押しつけられてきた日本人にとって、脂肪をたくさんとるのは怖いものでしょう。

そんなあなたに、信頼のおける医学誌「European Journal of Clinical Nutrition」で報告された驚くべきデータを紹介しましょう。

図2－7のグラフを見てください。健常者を対象に、「パンだけを食べた場合」「バターと一緒にパンを食べた場合」「オリーブオイルと一緒にパンを食べた場合」「コーンオイルと一緒にパンを食べた場合」の血糖値の変化を調べた結果です。

一目瞭然、パンという糖質を単独で食べると、30分後に血糖値が急上昇しているのに対し、何かしらの油と一緒に摂取すると血糖値の上昇が緩やかになることがわかるでしょ

図2-7 パンを食べたときの血糖値の変化

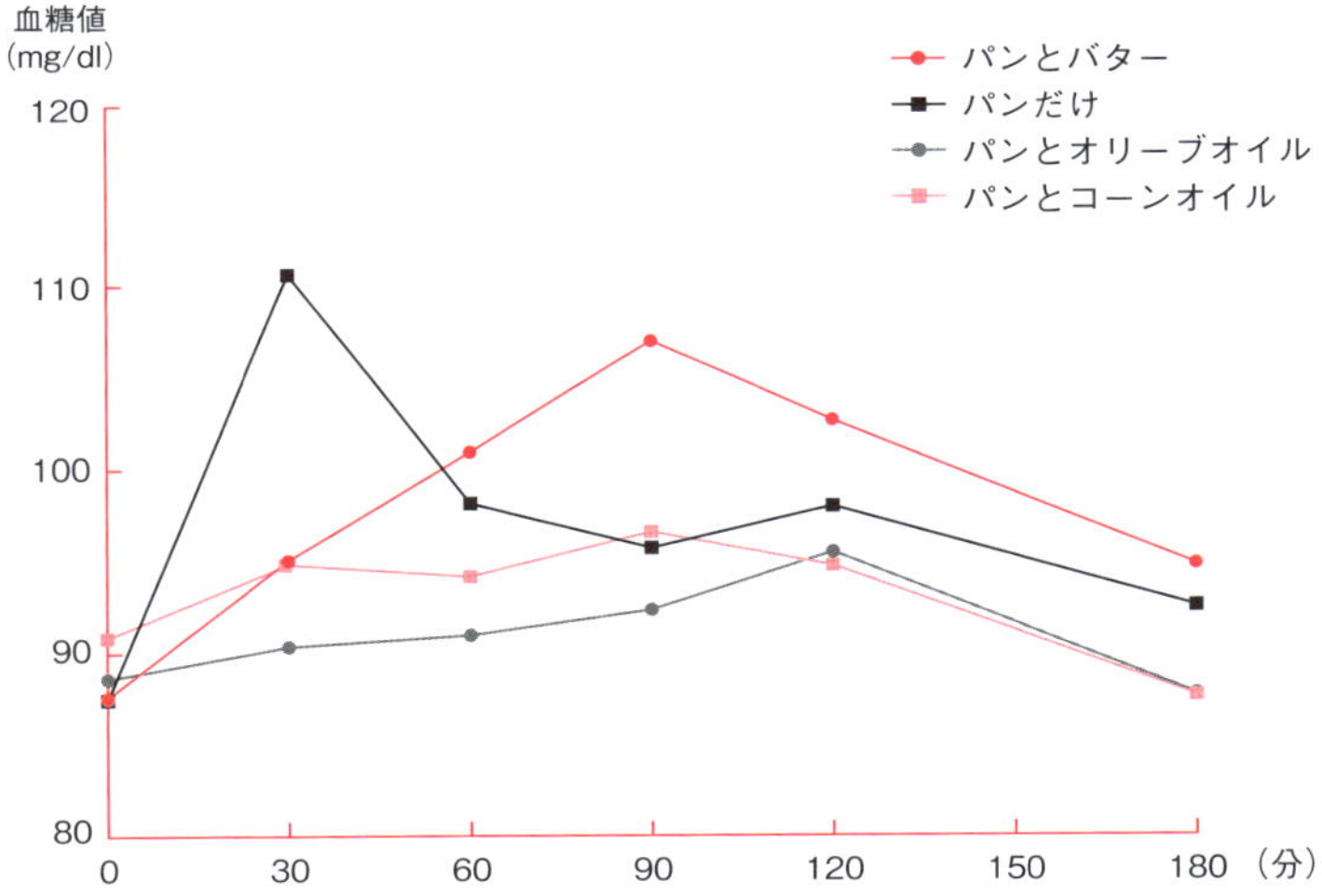

European Journal of Clinical Nutrition(1992) 46,161-166
Received 16 April 1991;accepted 15 October 1991

う。つまり、糖質を単独でとるよりも**脂肪を一緒にとったほうが太らない**のです。

とくに、オリーブオイルの効果は絶大です。

もう一つ、やはり信頼のおける「Diabetes Care」に、面白い研究論文が載っています。

近年、GI値（食後血糖値の上昇指標）が一般化してきましたが、高GI食と低GI食それぞれを、不飽和脂肪酸であるエキストラバージンオリーブオイルを加えたケース、飽和脂肪酸であるバターを加えたケース、ローファットにしたケースで、食後の血糖値にどのような変化があるか調べたものです。

その結果、高GI食においてとくに、オリーブオイルを加えたときに、食後血糖値が低く抑えられることがわかりました。ちなみに、この研究では37グラムという結構な量のエキストラバージンオリーブオイルを摂取しています。

これらの結果から、**「オリーブオイルはやせる」**と言っていいようです。

14 辛口の白ワインはやせる
ビールは太るが、ワインは血糖値を抑えられる

「The American Journal of Clinical Nutrition」という医学誌に寄せられた論文は、酒飲みを大喜びさせました。

そこには、「白いパンを食べた場合」「ビールを飲んだ場合」「ワインを飲んだ場合」「ジンを飲んだ場合」の、血糖値とインスリン量の変化が報告されており、結果は次ページの図2－8のグラフのようになったのです。

これを見れば、パンだけを食べている人が最も太りやすく、お酒の中でも糖質の多いビールを飲んでいる人がその次に太りやすい、ということが明らかです。

そして、ワインやジン（ウイスキーや焼酎といった蒸留酒は同様と考えていいでしょう）を飲むことで、**かえって太りにくくなる**ことがわかるでしょう。

ワインは、**とくに白がやせる**という報告が２００４年にドイツでなされています。赤に

図2-8 お酒が血糖値に与える変化

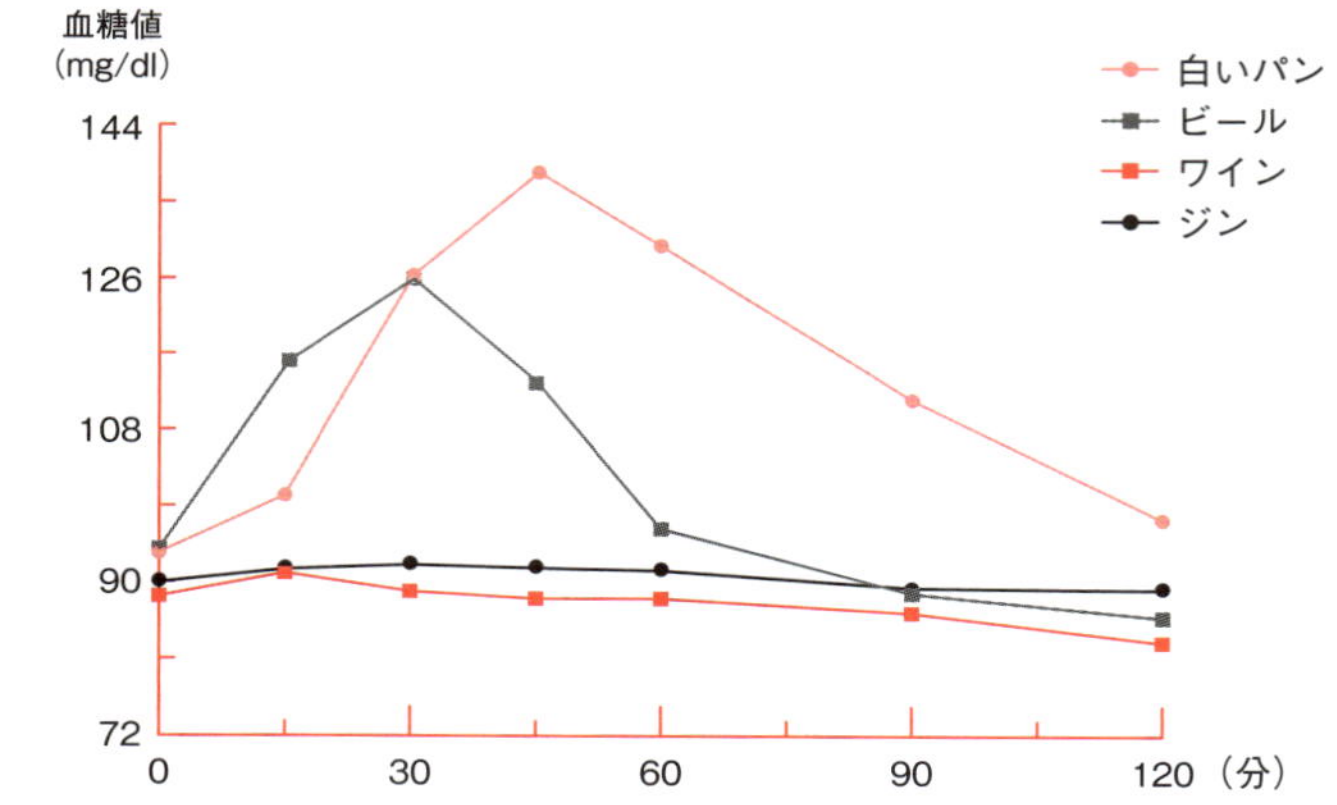

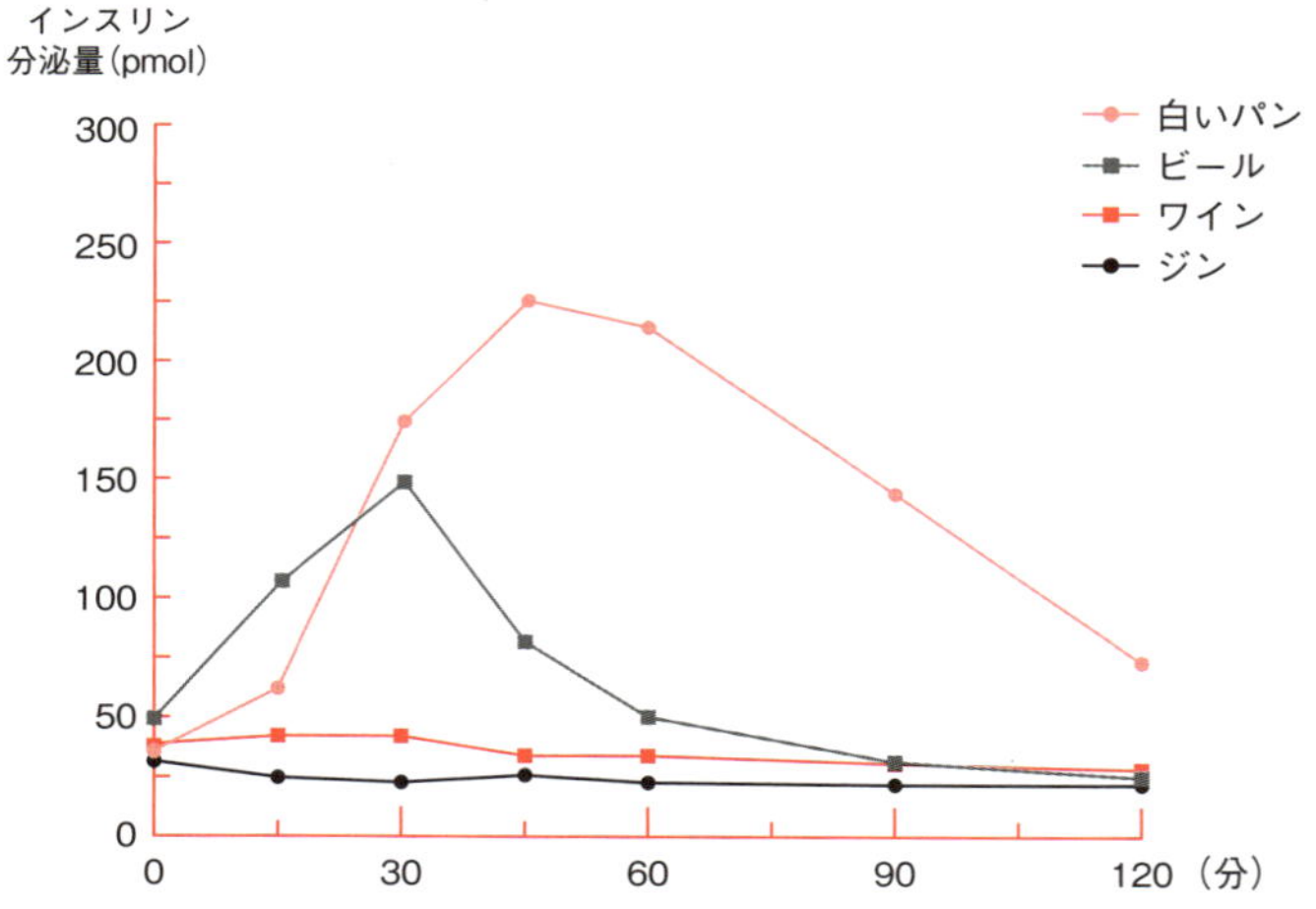

『日本人の9割が誤解している糖質制限』牧田善二(KKベストセラーズ)より

はポリフェノールといった抗酸化物質が多く含まれる一方、白は酒石酸が豊富だからではないかと思われます。

私も夕食時には、辛口の白ワインを愛飲しています。白ワインを飲んだ翌朝の血糖値がかなり低くなることは、私自身が実感としてわかっています。

なお、白ワインには糖質の多い甘いタイプもあるので、あくまで**辛口**を選んでください。

15 シナモンは血糖値を下げる

老化防止や血行促進にも効き目あり

シナモンはスパイスの一種で、クスノキ科の常緑樹の樹皮を剥ぎ取ったものからつくられています。最近では、「シナモンロール」というパンに使われていることが多いですが、京都の「八つ橋」というお菓子に振りかけられている「ニッキ」はシナモンのことです。

このシナモンに含まれるプロアントシアニジンという成分に、**血糖値降下作用**があることがわかっています。血糖値を下げるということは肥満を防ぐということです。

なお、シナモンには老化を防ぐ**抗酸化作用**や、**殺菌作用**、**血行促進作用**などがあることもわかっています。

非常に優れた食品であることは間違いなく、大いにとってほしいのですが、糖質の多いパンやお菓子はNGです。スパイスとして料理に使ったり、コーヒーや紅茶の味付けに用いるのがいいでしょう。

16 年齢を重ねるほど厳しい糖質制限が必要

代謝が落ちれば減量も難しくなる

「若い頃にはちょっと運動すればすぐにやせたのに、いまはなかなか体重が落ちない」40歳の声を聞く頃になると、誰でもこんな悩みを持つようになります。それは基礎代謝が落ちていくからです。

基礎代謝とは、なにもせずに眠っていても使うエネルギーのことです。若い頃はただ生きているだけでメラメラ燃えていた炎が、年齢とともにだんだんしょぼしょぼと小さくなっているわけです。だから、若い頃と同じような食生活を送っていたら確実に太っていきます。たとえば、「3キロ減量」を目標にした糖質制限も、年齢を重ねるごとに厳しいものにしていかないと成功しません。

糖質摂取量について、体重維持のためには**男性で1日120グラム、女性で110グラム**くらいに抑えること、減量するためには**1日60グラム**くらいを目安にすることを私はすすめていますが、年齢次第で加減していく必要があります。

図2－3の糖質量の一覧表を参考に、糖質量をコントロールしていきましょう。

17 グルテンフリーが「健康食」というわけではない

グルテンフリーは糖質フリーではない

「グルテンフリー（グルテンが入ってない）」をうたう食品が増えています。このグルテンを糖質と混同している人がいるので誤解を解いておきましょう。

グルテンとは、小麦に含まれるタンパク質の一種で、糖質ではありません。もちろん、小麦全体のことでもありません。

最近、小麦に含まれるこのタンパク質にアレルギーを起こす人が増えており、テニスのノバク・ジョコビッチ選手もその1人です。

これは「そばアレルギー」と構図は一緒です。そばアレルギーの人は、そば粉に含まれるタンパク質だけにアレルギー反応を起こしているのであって、そば粉の栄養素の大半を占める糖質にアレルギーを起こしているわけではないのです。

それでも、アレルギーを避けるためには、「そば粉を使ったものを食べない」という行動に出るしかありませんよね。そばアレルギーの人がそば粉を避けるのと同じように、グルテンアレルギーの人は小麦粉を使ったパンやパスタなどを避けます。

すると、小麦粉という欧米人にとっての糖質の代表格を食べなくなるので、結果的に糖質摂取量が減ってやせることがあります。つまり、望むと望まざるとにかかわらず、グルテンアレルギーの人は、糖質制限食になりやすいわけです。

ただ、「グルテンフリー食品」や「グルテンフリーメニュー」が糖質制限食なのではありません。これらは、**「グルテンを含んでいない＝小麦粉を使っていない」**だけであり、小麦粉の代わりに米粉など他の糖質を用いているものがほとんどです。

ジョコビッチ選手のようなアスリートは、試合前に糖質を摂取しなければエネルギーが続きません。だから、小麦粉に代わるグルテンフリー食品が非常に重要になります。

また、ジョコビッチ選手に限らず、グルテンにアレルギーがある人は、「グルテンフリー」によって体調が良くなるのは当然のことです。

しかし、アレルギーのない人まで「グルテンフリーは健康食」と感化されてしまうのはおかしな話です。

それになにより、**グルテンフリーは糖質フリーではありません**。だから、たくさん食べていたら太ります。そこを誤解しないでください。

18 部分やせは医学的にあり得ない

「腹だけへこます」食べ方は絶対にない

糖質制限で体重を落とせば、全体的にやせていきます。これは、どんなダイエットでも同じこと。お腹だけをへこませるとか、二の腕だけを細くするといった、都合のいい「部分やせ」はあり得ません。逆に言えば、本来**「部分太り」**も起きません。「俺は腹ばかりが膨らむ」と嘆く人は、内臓周りに脂肪がつきやすくなっているだけで、やせれば、そこから脂肪も落ちていきますから、結果的にお腹はへこんできます。

つまり、あなたが考えなければならない大切なことは、スポーツクラブで腹筋を鍛えることではなく、ましてや、器具を使ってお腹をブルブルさせることでもありません。**体重を落とすことです。**体重を落とせば、それだけであらゆることが改善されていきます。

運動も悪くはありませんが、まずは糖質中毒から抜け出し、体重を落とすこと。

知性あるビジネスパーソンなら、この順番を間違えてはいけません。

19 朝昼夜の食事配分は「3：5：2」が理想

夜を減らして昼増やすが鉄則

「朝は王様のように、昼は貴族のように、夜は貧者のように食べなさい」という、西洋の言い伝えがあります。一日の活動を控えた朝食で多くの栄養をとり、あとは寝るだけの夕食は軽くすませるというのは非常に理にかなっています。

しかし、接待などもあるビジネスパーソンにとって、こんなことは不可能です。ただ、「糖質」に関してはこれを貫いてほしいところです。**「夜は一切、糖質はとらない」**くらいの気持ちでいてください。もちろん、朝や昼なら王様や貴族のように糖質をとってはいいというのではなく、夜に向かうほど厳しい糖質制限を行うということです。夜に宴会があるようなときは、締めのごはんや甘いデザートなどはパスしましょう。朝食：昼食：夕食の糖質摂取量の割合を**「5：5：0」**にするくらいの気持ちでいて、ようやく**「3：5：2」**くらいに落ち着くのではないでしょうか。

第3章

24時間のパフォーマンスを最大化する食事術

朝・昼・晩の食事で本来のパワーを高める技術

集中力アップ、眠気防止、疲労回復……
忙しい人でも効果を実感できる食べ方のコツとは？

脳が働くメカニズム

なぜ食事でパフォーマンスが変わるのか？

脳のエネルギー源はブドウ糖である。しかし、パフォーマンスを上げるために甘い物を摂取するのは逆効果。一時的な興奮状態をもたらすだけで、脳の機能を上げているわけではない。大切なのは、むしろ過剰摂取している糖をどう抑えるかだ。

「頭脳労働には糖分が必要だ」

こんな言い訳をしては、しょっちゅう甘いものを口にしている人がいます。「脳にとってブドウ糖が唯一のエネルギー源だ」というのが、その理由になっているようです。

ドラッグストアでは「ブドウ糖食品」も売られており、それを一口食べれば脳がリフレッシュされるかのような印象を与えるパッケージになっています。

運動もせずに机に張り付いている受験生などが、それを信じて糖質を過剰摂取する事態に陥っているのではないかと心配になります。たしかに、脳はブドウ糖がなければ働きません。しかし、それは脳に限ったことではなく、私たちはブドウ糖がなければ生きていけません。だからこそ、放っておいたら中毒になるほど糖質を食べたがるのです。

また、余ったブドウ糖が尿や便に排出されることもなく100％吸収されて、グリコーゲンや中性脂肪として蓄えられるのは、いざというときにそれらをブドウ糖に戻して命をつなぐためです。しかも、ブドウ糖が不足すると脂肪がエネルギー源として使われ、そのときに**ケトン体**ができます。脳はこのケトン体も利用できます。つまり、ブドウ糖だけが脳のエネルギー源ではないのです。つまり、「いざというとき」にならなければ、**私たちがブドウ糖不足に陥ることなどありません**。むしろ、余らせているのが実情なのです。

これまで何度も述べてきたように、本来、健康な人の血糖値は70〜140くらいの間に収まっています。それが人間の体にとってベストであり、頭脳も明晰で高いパフォーマンスを上げられる状態だからです。

そういうメカニズムをよく理解しているからこそ、サッカーの日本代表選手も血糖値の管理に注力しているのでしょう。

一方、何もわからないまま、「疲れた脳をリフレッシュさせよう」と、甘いものやブドウ糖食品などを口にして、血糖値を急激に上下させ、パフォーマンスを落としているビジネスパーソンがたくさんいます。こうしたビジネスパーソンが、「お、甘いものを食べたから脳がすっきりしてきた」と感じるのは、急激に血糖値が上がってドーパミンやセロトニンが分泌され、一瞬、幸せな気分になるからです。

まさに中毒症状で、覚醒剤が切れた中毒患者が、新たに覚醒剤を打つと一時的に気分が良くなるのと同じです。もちろん、実際に脳の働きがよくなっているわけではなく騙されているだけ。逆に、すぐに低血糖に陥りますから、パフォーマンスはひどく低下します。

意識していなくても、現代のビジネスパーソンは糖質の過剰摂取傾向にあります。

「どうも集中力が続かない」
「いいアイデアが浮かばない」
「体がだるくてスッキリしない」
「すぐに眠気に襲われる」

こういう状態にあるときは、「糖分が足りない」のではありません。**とりすぎなのです。**

つまり、あなたの食事に大きな問題があると気づいてください。

どのような種類の仕事であっても、パフォーマンスを上げたいなら、血糖値は70～140の間に収めること。そして、**少しでも上下させないこと**が重要です。

その方法について、これから具体的に見ていきましょう。

図3-1 安定した血糖値のほうがパフォーマンスが高い

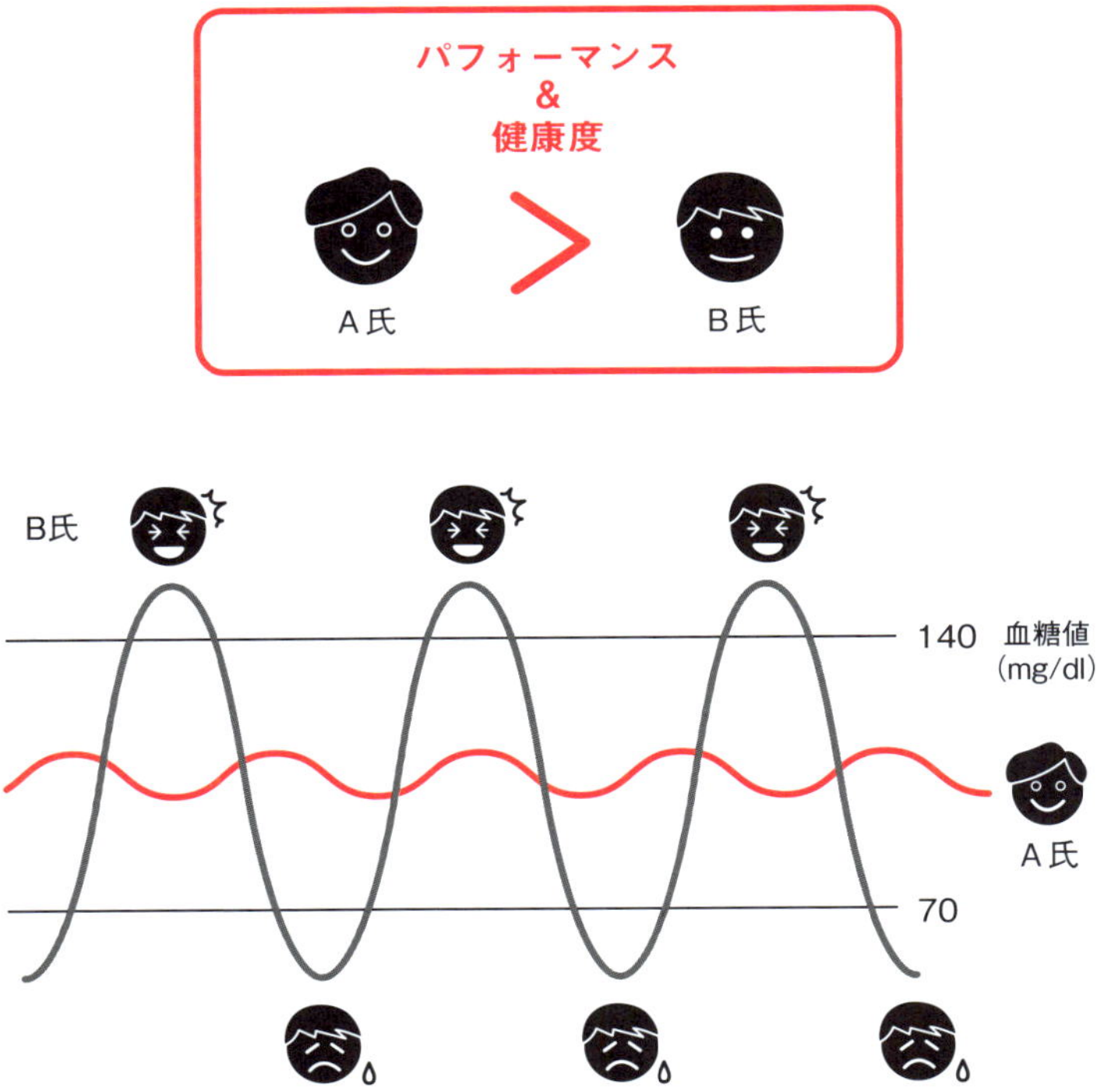

20 糖質は朝食で、サラダやヨーグルトの後にする

最後に食べて血糖値の急上昇を抑える

本来であれば朝食は時間をかけてたっぷり食べるのが理想ですが、忙しいビジネスパーソンには難しいかもしれません。しかし、朝食を抜けば、昼食まで空腹で、その後どかんと食べて血糖値も急上昇させることになるので、何かしら食べておく必要があります。ごはんやパン、麺類などの糖質が食べたければ、**朝食に持ってくる**のがベストです。これから1日働くのですから、ブドウ糖も使われてしまうでしょう。

「1日、1回はどうしても白いごはんが食べたい」

「無類のパン好きで、いろいろなパンを食べるのが楽しみ」

こんな人は、朝食でとるようにしましょう。ただ、そのときも、いきなりごはんやパンを口に入れるのではなく、**サラダや具だくさんの味噌汁、ヨーグルトなどの後に食べる**ようにするだけで血糖値の急激な上昇が抑えられます。

21 果物は朝に少量を食べる

キウイやブルーベリーをヨーグルトに入れて

果物の「果糖」は、ブドウ糖よりも体に溜め込まれやすい性質を持っており、肥満の大きな原因です。人間の体はまずブドウ糖をエネルギー源として使います。しかし、ブドウ糖が十分あるときは、果糖はストック用としてすぐに中性脂肪に変えられます。つまり、太るのです。

とはいえ、ミネラルやビタミンを含んでいるので、少量を楽しむ分にはいいでしょう。その場合、1日の始まりである朝食に食べることで、ミネラルやビタミンが有効活用され、**糖分も消費されやすくなります**。

果物を食べるときは、できるだけそこに含まれる**食物繊維**も一緒に摂取しましょう。ミカンなどは袋ごと、リンゴも皮をむかずに食べるのが理想です。食物繊維が多ければ消化に時間がかかり、その分、血糖値の上昇を防げます。

遅刻しそうな朝には、**キウイフルーツ**がいいでしょう。ビタミンCを豊富に含むキウイを食べて1日分のビタミンを補いましょう。血圧を下げる効果も期待できます。抗酸化作用が高い**ブルーベリー**もおすすめです。ヨーグルトに入れるなどして食べてもいいと思います。

ちなみに、朝食の果物としてよく食べられているバナナは、最も糖質の多い果物です。血糖値を考えればとてもおすすめできません。

いずれにしても、外国人からも「甘くて美味しい」と評価が高い日本の果物は、それだけ糖度が高いということを認識して少量に留めてください。

22 果物をジュースにしてはいけない

液体は過剰な量の糖分が入っている

果物はそのまま食べるのがベストで、わざわざ搾ってジュースにするのはナンセンスです。「健康のために毎朝、フレッシュジュースを飲む」という習慣は、いますぐに捨ててください。

高級ホテルで出されるような高価なフレッシュジュースは、甘い果物がふんだんに用いられています。たとえば、オレンジジュースでは**6~8個くらいのオレンジ**が使われるのがざらです。

自分で皮をむきながらゆっくり食べれば1個で十分に満足できるはずなのに、ジュースにしたばかりに、**不必要な糖分をとり過ぎる**結果となります。

ジューサーで搾れば、せっかくの食物繊維が取り除かれてしまいます。「いいところはなくして、悪いところだけ残した」ものを、あえて時間をかけてつくることはありません。

23 パンは天然酵母、全粒粉のものを食べる

糖質だけでなく実は添加物がてんこ盛り

ごはんの場合、新米か古米かという違いや品種による味の差はあっても、そこに含まれる糖質をはじめとした栄養素は同じようなものです。

もちろん、白米よりは玄米がいいですが、その二者は見た目でわかります。

しかし、パンは曲者《くせもの》です。パンは、その製造過程でさまざまなものが混ぜられるからです。見た目はシンプルでも、味付けのための塩や砂糖が想像以上に入っているケースがありますし、添加物がたっぷりのものもあります。

一般的に売られているパンは、練ったパン生地を発酵させるにあたり、たいてい**「イーストフード」**が用いられます。

イーストフードはイースト菌を効率よく働かせるために人間がつくりだした物質で、どうやら発がん性があるらしいと言われています。イースト菌が悪いのではなく、イースト

フードが問題なのです。

パンを食べるなら、**天然酵母で発酵させたもの**にしましょう。

かつ、精製された小麦粉ではなく**全粒粉でつくられたもの**を選ぶのが理想です。全粒粉にはビタミンやミネラル、食物繊維が多く残っており、栄養的にもベターだからです。

とはいえ、それらの条件を満たすパンは簡単には見つかりません。コンビニやスーパーで考えなく買っていたら、とうていたどり着けません。

コンビニやスーパーで売っている有名メーカーのパンは、非常に日持ちします。一方、自分でパンを焼いた経験のある人なら、すぐにカビが生えてしまうことを知っているでしょう。不自然に日持ちするパンは、防腐剤などおかしなものが加えられているわけです。

もし、あなたがパン好きを自認するなら、もっと意識を高く持ってください。いいかげんな選び方をしていると、確実にあなたの健康を損ねます。

コンビニやスーパー、あるいは信頼のおける高品質なパン屋などに足を運び、成分表示を見比べてみましょう。そのうちに、天然酵母を使った全粒粉パンの価値がわかってくるはずです。

そうしたことを、自分の目で確かめていくことが、本当の意味であなたの健康意識を変えていきます。

24 良質のバターにこだわれ

血糖値を下げ動脈硬化の予防にもなる

図2―7で紹介した研究のとおり、パンはそのまま食べるより、脂質を一緒にとったほうが血糖値は上がりません。

パンにはエキストラバージンオリーブオイルをつけて食べるのが理想ですが、バターが好きな人もいるでしょう。バターは、放牧された牛の乳からつくられた**「グラスフェッドバター」**をおすすめします。

値段は張りますが、体にいい不飽和脂肪酸が豊富に含まれていて動脈硬化の予防が期待できます。デパートや高級食材を扱っているスーパー、あるいはネットで購入することができます。

パンにつけるだけでなく、料理に使ったりコーヒーや紅茶に溶かして摂取するという方法もあります。

なお、動脈硬化を進行させ心疾患の原因になりますので、マーガリンを口にするのは避けましょう。

かつてマーガリンは、「動物性脂質のバターよりも健康にいい」ともてはやされました。ところが、いまではマーガリンやショートニングといった「**トランス脂肪酸**（液体である植物油に水素加工して固体にしたもの）」は、心臓病のリスクを高める極めて危険な物質であることがわかり、欧米では規制が厳しくなっています。

しかし、日本ではまだ野放し状態に近く、さまざまなところで用いられています。たとえば、スーパーやコンビニで売られているパンや菓子の成分表を見ると、かなりの高率で使われていることがわかるでしょう。

もっとも、マーガリンについて最初から「健康を害する物質を流行させよう」としたわけではありません。そのときには「いいものだ」と考えられたのです。

このように、**食と健康に関する常識は変化していきます**。ときには真逆にひっくり返ります。変化したことに気づかず、いつまでも古くて間違った方法に執着したり、あるいは「ウソだったじゃないか」と憤るのは賢い方法ではありません。

そのときどきの、最新かつ信頼のおける情報の中から、真実を見抜いていきましょう。

25 牛乳より豆乳を飲む

実は牛乳は長年発がん性が疑われている食材

牛乳には乳糖という糖質が含まれており、それなりに血糖値を上げます。また、牛乳の過剰摂取が1型糖尿病の原因になっているという報告もあります。

本来、乳牛は放牧されて自然の牧草を食べているのが理想ですが、大量生産のために狭い牛舎に閉じ込められ、小麦やトウモロコシなどを中心としたエサを与えられます。そのエサは、遺伝子組み換えされた外国の穀物である可能性もあります。

それらの影響が乳に出ないことは考えにくく、牛乳の過剰摂取が、アトピーやぜんそくなど、さまざまな病気の原因になると言われています。とくに、**大腸がん**との関係が疑われています。

これらの説は、まだ確定してはいませんが、はっきりと否定もできません。少なくとも否定できない限りは、多飲しないほうがいいでしょう。

おそらく、みなさんが牛乳に期待するのは「カルシウムをとって骨粗鬆症を予防したい」といったことでしょう。実は、カルシウムの吸収にはマグネシウムも欠かせませんが、牛乳にはマグネシウムがほとんど含まれず、期待しているような効果があるかはかなり怪しいのです。

こうした理由から、私は牛乳より**豆乳**をおすすめしています。

抗酸化作用があるイソフラボンを多く含む大豆からつくられた豆乳は、１００点をつけていいほど優れた食品です。イソフラボンは、女性の更年期障害にも効果があることがわかっています。

ちなみに私は、やはり抗酸化作用があるカテキンを多く含む抹茶と混ぜて**「抹茶豆乳」**として飲むのが好きです。

わざわざ抹茶を購入せずともＯＫ。普通の茶葉をミルやすり鉢で粉状にし、２００ミリリットルの豆乳にスプーン１杯を混ぜればできあがりです。アイスでもホットでも美味しいので、ぜひ試してみてください。

26 ヨーグルトを毎日少しずつ食べる

自分に合う種菌で腸内細菌を整える

ヨーグルトは牛乳からつくられますが、その製造過程で乳糖が分解されるために、牛乳を飲むよりも血糖値は上がりません。

ただし、成分が牛乳なだけにコレステロールを上げることがわかっています。とくに、粘り気の強いカスピ海ヨーグルトで、それが顕著です。

前述したように、食品からとるコレステロールはたいした量ではありませんが、普段から動脈硬化などが気になる人は、多食しないほうがいいでしょう。

ヨーグルトの優れた点は、**腸内細菌を整えてくれること**です。腸内細菌がいい状態であれば快便が保たれ、さまざまな病気にかかりにくくなることがわかっています。

こうした「日々の効果」を期待するならば、一度に大量に食べるのではなく「毎日少しずつ」を習慣にしていくほうがいいでしょう。具体的には1日に100グラム前後でしょうか。

ヨーグルトは、牛乳に「種菌」を混ぜて発酵させることでできますが、市販のものは、商品によって**使われている菌が違います**。そのため相性があり、Aという商品がBさんに快便と健康を届けてくれたからといって、Cさんも同様とは限りません。腸内細菌の分布が人それぞれ違っているからでしょう。

しかしながら、自分の腸内細菌を調べるわけにもいきません。となれば、いろいろなヨーグルトを2週間くらいずつ試してみて、「最近、お腹の調子がいい」と感じるものを続けるのがいいでしょう。

27 卵のコレステロールは気にしない

食事が影響するのは全体の1割にすぎない

牛乳と並んで、卵も高コレステロール食品として知られています。

これまで、コレステロール値が高い人に卵は禁忌の食べ物とされてきました。とくに、心筋梗塞の患者が多いアメリカでは、それが盛んに言われてきました。

しかし、長年の研究で、コレステロールは9割が肝臓でつくられ、食べ物からとるのは1割にすぎないことがわかっています。いまはアメリカでも、卵を控えようとは言われなくなりました。つまり、**肝臓でコレステロールをつくりやすい体質がある**ということです。

卵は栄養的に優れた食品ですから、健常者なら1日1個、コレステロール値が高い人でも2日に1個くらいは食べたほうがいいでしょう。

コレステロール値が高い人は、食べ物について心配するよりも、血管系疾患の検査をきちんと受けることが大事です。

28 加工肉はできるだけ食べない
WHOの発がん性発表が話題にならない謎

ハムエッグは朝食の定番です。でも、ハムやベーコン、ソーセージといった加工肉を毎朝食べるようなことはやめましょう。WHOでは、こうした加工肉に発がん性があることを認めています。それでも、日本であまり話題にならないのは、大手業者を守らなければならない政府の思惑があるからでしょう。

市販されているたいていの加工肉には、日持ちさせるための**防腐剤**や、きれいに見せる**発色剤**など危険な物質が入っています。とくに、**亜硝酸塩**という発色剤は、発がん性があることがはっきりとわかっています。無農薬野菜などを扱っている専門のスーパーでは、こうした添加物が含まれていない加工肉が売られています。それらを見ると、茶色っぽくて「あまり美味しそうでないな」と感じるでしょう。でも、それが本来の色なのです。きれいなピンク色の加工肉こそおかしいということに気づいてください。

29 甘さが欲しいなら蜂蜜を使う

適量なら抗酸化作用のある健康食品

蜂蜜は甘みが欲しいときに便利な食品です。

昔から世界中で食べられてきた自然の産物ですが、レンゲ、アカシア、ミカン、トチなどミツバチがとまる花の種類によって、色も香りも味も違うのが面白いところです。

いずれにしても、砂糖にはない**抗酸化作用**があり、適度に摂取することで健康維持に役立ちます。この「適度」が重要で、いかにいい成分が入っているとはいえ、食べすぎれば血糖値が上がり、「太る→老ける→病む」のスパイラルに陥ります。1日にティースプーン1～2杯くらいをめどにするといいでしょう。

最近、注目されているのが、オーストラリアのジャラハニーと、ニュージーランドのマヌカハニーです。どちらも高い殺菌力と抗酸化作用があるとされています。

私は毎朝、ジャラハニーをティースプーン1杯分食べています。

30 なぜ昼食後に眠くなるのか？

丼物などの単品メニューは一転して低血糖状態に陥る

「昼食を食べると、決まって眠くなる」という人がいます。午後の仕事に向けてエネルギーをチャージしたつもりなのに、逆の結果になってしまうのです。

これは、昼食に糖質をたっぷりとってどかーんと上がった血糖値が、反動でどかーんと下がって低血糖状態に陥っているからです。

とくに、こういう状態を引き起こしやすいのが牛丼やラーメンといった**「単品もの」**です。うどん、そば、パスタ、カレーライス、にぎり寿司なども同様ですが、おかずや付け合わせのない一品ものは、そのほとんどをごはんや麺類など糖質が占めています。

しかも、ひたすらその一品を食べ続けることになり、結果的に早食いにもなります。

大量の糖質を早食いすればどうなるか、もうおわかりですね。

ちなみに、**カレーライス**はルーにも小麦粉が使われており糖質たっぷり。また、握り寿司の酢飯には、砂糖も含まれています。

日頃から炭水化物を避けつつも、とくに集中して仕事をしたいときなどは、糖質を抑えながら、よく噛んでゆっくり食べるように心がけてみてください。ちゃんと睡眠をとっているのに午後いつも眠くなる人は、**糖質のとりすぎが原因かもしれません**。

社員食堂で済ませるにしろ、外の店で食べるにしろ、あなたが昼食に選ぶべきは主菜・副菜などのサイドメニューの付いた定食です。単品の丼物は避けるようにしてください。いわゆる和風の定食でなくてもかまいません。洋食の店でもおかずやサラダがついたセットメニューを注文しましょう。

そして、定食のお皿をざっと眺め、まずは野菜類から食べます。次に肉や魚などのタンパク質中心のおかずを食べ、ごはんやパンはなるべく後半に回します。そして、できれば残すようにしましょう。

残すのが嫌いな人は、最初から**「ごはんは半分にしてください」**と言いましょう。

面倒に思えるかもしれませんが、クセにしてしまえばどうということはありません。これまで単品もので済ませていた人が、こういう昼食をとるようになれば、確実に体重が落ち、体調も整ってくるはずです。だまされたと思ってやってみてください。

31
菓子パンは命を削る食べ物
いずれ体を壊す悪性物質がてんこ盛り

お昼時にコンビニに行くと、菓子パンを買っているビジネスパーソンを必ず見かけます。それが昼食なのでしょう。ある30代の男性は、毎朝コンビニに寄り、ソーセージやチーズなどが入ったしょっぱいパンと、デニッシュやあんパンなどの甘いパンを1つずつ買って会社に行き、お昼にはそれを食べているそうです。危惧を抱く私に対し、「しょっぱいのと甘いので、味のバランスもとれています」と胸を張るのです。

しかし、しょっぱかろうと甘かろうと、菓子パンは糖質の塊。私の患者さんが計測したところでは、**菓子パンはどれも軒並み血糖値を急激に上げます**。とくに**メロンパン**は強烈です。しかも、コンビニで売られている菓子パンの表示を見れば、発がん性のあるイーストフードや、動脈硬化を促進するマーガリンが使われ、さらに防腐剤も入っています。

菓子パンは命を削る食べもの。健康を考えるなら封印しましょう。

32 なぜ、よく噛んでゆっくり食べるといいのか？

一口30回噛み、30分間かけて食べると体に起きること

たいていの職場では、ランチタイムは1時間と決められているはずです。しかし、日本のビジネスパーソンの昼食は、15分もあれば済んでしまうのが現実です。忙しいビジネスパーソンにとって「早飯」が習い性になっているからですが、健康のことを考えたら、せめて**30分はかけて食べる**ようにしましょう。**一口につき30回噛む**のが理想です。よく噛むことで、食べ物が唾液に含まれる消化酵素と混ざり合います。

また、時間をかけてゆっくり噛んでいれば、脳の満腹中枢に「そろそろお腹がいっぱいです」というシグナルが送られます。早食いの人は、そのシグナルが届く前に食べ終えてしまうため、ごはんのおかわりなどをしてしまうのです。できれば、早食いの人とはランチをともにしないこと。周囲が早食いしていても、自分はゆっくりと噛んで食べることを守ってください。大切な健康のためです。つまらない気遣いはやめましょう。

33 ランチ後すぐ20分歩く

「消化のために食後休む」は体によくない

食後すぐに運動すると、血糖値が上がらないことがわかっています。

このときの運動とは、「上がった血糖値を下げる」のではなく、**「最初から上がらないようにする」**という意識が必要です。そのためにも、**「食後すぐ」**が重要なのです。

1時間の昼休みのうち、注文の品が届くまで10分。それをゆっくり噛んで30分で食べたら、あと20分あります。その時間、早足で歩けば血糖値の上昇を抑えられます。会社の近所を歩いてもいいですし、会社に戻って階段を上るのも効果的です。とくに、糖質の多い食事をとったときには、食後すぐの運動を心がけましょう。以前は、「消化のために食後はゆっくりしろ」というのが定説でした。しかし、それではお相撲さんと同じで、どんどん太ってしまいます。いまは、「食後こそ運動」です。20分程度のウォーキングや階段の上り下りで、足腰も鍛えつつダイエットも成功させるというのが賢いやり方です。

34 炭水化物は「脂質」と一緒に食べる

オリーブオイルたっぷりのパスタが体にいい理由

「単品ものは避けて定食を」と思っていても、そのとおりにできないこともあります。

たとえば、あなたが部下にランチをごちそうしようと提案し、「パスタがいいです」と言われてしまったらどうしましょう。せっかくのコミュニケーションタイムなのに、「いや、糖質が……」などと無粋なことは言いたくないですよね。

そんなときは、メニュー選びで勝負しましょう。

図2―7で紹介した研究を思い出してください。

パンを単独で食べるよりも、**脂質を一緒にとったほうが血糖値は上がらずに済みました**。とくに、エキストラバージンオリーブオイルの効果が絶大でしたね。

この効果は、**パンに限らずあらゆる糖質に適用されます**。

つまり、パスタを食べるなら、一緒にオリーブオイルを摂取できるようなメニューにすれば、血糖値の上昇を抑えられるということです。

おそらく、さっぱりした和風味のものよりも、イタリア人が好みそうなもののほうが、よりたくさんのオリーブオイルが使われているはずです。

もちろん、素人判断をせずに店のスタッフに聞いたらいいでしょう。あるいは、テーブル上にオリーブオイルが置かれていたら、どんどん使わせてもらいましょう。

お酢も、血糖値を下げることがわかっています。中華料理店で焼きそばを食べることになったら、お酢をたくさんかけて食べましょう。

「オリーブオイルなんかかけたら、カロリーが上がって太ってしまうはずだ」とか、「お酢をかけてみたところで、そのもの自体のカロリーは変わらないではないか」という考えは古いのです。

そういう、カロリー信仰は、代謝過程で人間の体になにが起きるかという生化学についてなにも知らない人の言うことです。

あなたは、最新のエビデンスに基づいた知的な方法で、食事をコントロールしていきましょう。

脳力の最大化

35 小腹が空いたらナッツを食べる

空腹を我慢するより、ちょこちょこ食べた方がいい理由

ビジネスパーソンが夕食をとれるのは、どうしても20時近くになってしまいます。となると、昼食からの時間が長すぎて、空腹に襲われます。これまでも述べてきたように、空腹でドカ食いをするよりも、ちょこちょこ食べるほうが血糖値が上がりません。だから、夕食までのつなぎになにか食べておきましょう。ただし、おにぎりやサンドイッチ、スナック菓子などはどれも糖質の塊ですから避けてください。

小腹が空いたときは、縄文人を見習ってナッツがおすすめです。**血糖値を上げず、ビタミン、ミネラル、タンパク質など理想の栄養分を補給する**ことができます。デスクの引き出しに、良質のナッツを常備しておきましょう。生産地を確かめ、カビや添加物、塩分などもチェックして選んでください。ナッツ以外には、チーズや魚の缶詰もおすすめです。最悪なのは甘い飲み物やお菓子。そういうものは徹底的に遠ざけましょう。

36 寝る4時間前までに夕食を終える

体の消化・吸収には4時間かかる

夕食は寝る4時間くらい前に終えるのが理想です。私たちに備わったシステムでは、食べたものが完全に消化・吸収を終えるまでに4時間くらいかかるからです。

口で噛みくだかれ、消化酵素と混ぜ合わされた食べ物は、胃に送られます。ペーハー1・5という強酸性の胃液が、1回の食事で500ccほど出て、ごはんなどの糖質は2時間以上、肉や魚は3時間以上の時間をかけて少しずつどろどろに消化されます。

その後、十二指腸でアルカリ性の膵液と混ぜ合わされて中和され、小腸で吸収するまでに4時間以上かかるわけです。

こうした過程を無視して、食べてすぐに寝てしまうと、消化不良を起こし、翌朝胃のあたりが重いような不快症状が起きます。

また、動かないことで**ブドウ糖も溜め込まれ肥満につながります**。健康を考えたら、寝る前4時間は何も食べないのが一番です。

［胃での消化時間の目安］

・ごはん……2～3時間
・肉（タンパク質）………4～5時間
・肉の脂（脂肪）7～8時間

37 夜は主食をとらずにおかず中心で

糖質制限の基本は「夜抜き」

太っている人の大半は、夜に糖質をたくさんとる生活をしています。朝や昼はごはんやパン、麺類などを食べたとしても、夕食では極力、主食はとらないようにしましょう。

主食抜きの夕食は、酒飲みなら簡単です。居酒屋で、焼き鳥（タレでなく塩）や刺身、冷や奴、枝豆、ナッツといったタンパク質が豊富なつまみに、ワインや焼酎を飲んでいればいいのです。

ビールと日本酒は糖質が多いので、せめて最初の1杯だけにし、まったく糖質を含まない蒸留酒や、やせることが明らかになっている辛口の白ワイン、ポリフェノールが豊富な赤ワインに替えましょう。

つまみには野菜もとりたいですが、**根菜類はNG**と覚えておいてください。

もちろん、居酒屋に限らずフレンチやイタリアン、中華でも大丈夫。肉、魚、葉野菜を使ったものはなんでも食べ、ワインや蒸留酒（焼酎やウイスキー）を飲み、ごはん、パン、麺類は残せばいいのです。

このように、お酒は大いに推奨している私ですが、気をつけてほしいのは「締めのラーメン」。酔っ払うと、つい気が緩んで「ラーメンでも食べていくか」と言い出す人が多いのです。

締めのラーメンは、たしかに美味しい。でも、そのときは満足できても必ず太りますし、塩分が多いので血圧も上げます。翌朝に胃もたれはするし、いいことは1つもありません。せっかくの糖質制限の努力を、酔った勢いで台無しにしないでください。

同様に、鍋物を食べた後の、うどんや雑炊もNGです。鍋は、野菜や豆腐などをバランスよく食べられるのでおすすめですが、糖質はカットしましょう。

こうした夕食メニューについて、家族の理解が得られないなら自分でつくってもいいでしょう。幼い子どもがいれば、どうしてもカレーライスなどが食卓に並びます。そういう環境で「特別に糖質抜きの食事をつくれ」というのは無理な話。自分の健康は自分で守る意識が必要です。

初心者ならば、まず鍋で。小ぶりの鍋を用意して、そこに、肉や魚、豆腐、野菜を入れるくらい誰だってできるでしょう。それをつまみに、気分よく1杯やってください。

38 塩分のとり方に意識的になる

薄味になれると野生の味覚が研ぎすまされる

お酒を飲みながらの居酒屋メニューで、唯一心配なのが塩分です。**塩分の過剰摂取は、血圧を上げ腎臓を弱らせます。**

そもそも、日本人は世界でも塩分摂取量が多い民族です。その日本人の大半に満足してもらうために、外食は総じて塩味が濃くなります。居酒屋でも、塩辛のようなつまみは塩分過多になるので避け、刺身にも醤油はあまりつけない工夫をしてください。

ついつい醤油や塩をたくさん使ってしまうという人は、舌が麻痺しているので、そこから直していく必要があります。

薄味になれてくると、舌が**食材本来の味**をキャッチできるようになります。さらには、余計な添加物が入っていることもわかります。濃い味から脱却して、縄文人から受け継いだ野生の味覚を呼び覚ましましょう。

39 お酒は体に悪くない
ワインや蒸留酒は血糖値を下げる

人種的に見ると、白人や黒人は100%、アルコールを分解するALDH（アルデヒド脱水素酵素）を持っています。

ところが日本人は、まったくない（つまりまったくお酒を飲めない）人が4%、持っているけれど少ししかない人が40%の割合で存在します。少ししかない人は、ある程度のお酒は飲めるのですが、すぐに顔が赤くなってしまうタイプです。

このように、欧米に比べ日本にはアルコールに弱い人が多いからでしょうか、まだまだ「お酒は飲まないほうが健康にいい」という風潮があります。医者も、何の根拠もなく「お酒は控えめに」とアドバイスするケースがほとんどです。

しかし、私はそれには反対で、飲める人は大いに、弱い人はそこそこに、毎日お酒を楽しんだらいいと思っています（もちろん飲み過ぎは別です）。というのも、**お酒を飲んだ**

ほうが血糖値が上がらず太らないというエビデンスがあるからです。

おそらく、最初は偶然に発酵が起きたのだと思いますが、古来からどこの土地でもお酒は飲まれています。縄文人も、なんらかのお酒を飲んでいたことでしょう。その習慣を引き継ぐのは、ごく自然なことです。

私の患者さんたちも、自分で測定した結果、ワインや蒸留酒では血糖値が上がらないこと、むしろ下がる傾向にあることを知って、安心してお酒を楽しんでいます。

とくにおすすめなのがワインです。抗酸化作用の強いポリフェノールが豊富な赤も、やせる効果がある白も、料理に合わせて飲んでください。一方、ビールや日本酒、紹興酒などは糖質を多く含むので1杯程度にしておきましょう。

お酒を飲むときに心配なのが悪酔いでしょう。とくに、ALDHが少ない人が、気をつけないとすぐに悪酔いします。

そこで、お酒を飲むときには一緒に水をとることをすすめます。水をとれば、それだけで**血中アルコール濃度が低くなる**からです。またトイレが近くなり、アルコールが早く排泄されます。私は、夕食時には白ワインを飲むことが多いのですが、ピッチャーで1リットルくらいの水を持ってきてもらい、がぶがぶ飲んでいます。おかげで2日酔いになったことはありません。

40 寝る前のスイーツをいますぐやめる

夜中の低血糖発作が不調の原因

もうすぐ40歳になる私の知人男性は、無類の甘いもの好きです。

彼はお酒が飲めないこともあって、夕食後にお茶と一緒に食べる和菓子を楽しみにしています。「どうせ食べるなら」と、一流和菓子店の羊羹や最中《もなか》、まんじゅうなどを自分で買い求めていました。

そんな彼が仕事のストレスが重なって、甘いものの摂取量が増えました。遅い時間に大福とどら焼きを食べ、すぐに歯を磨いて寝るという日々を過ごしているうち、どんどん太ってきたのですが、同時に、眠りが浅くなりました。

寝付いたと思ったらしばらくして、気持ちが悪くて目が覚めてしまうというのです。おそらく、夜中に低血糖発作を起こしているのだと思われます。

夜中の**低血糖発作**は、若い女性などにもよく見られ、たいていが寝る前に糖質をたっぷりとっていることが原因になっています。

質のいい眠りは、健康のためにも、仕事のパフォーマンスを上げるためにも必須です。就寝前の糖質摂取は控えましょう。

41 寝る前にハーブティーを飲む

ＡＧＥを抑え、１日の終わりに心の余裕を持つ

睡眠中は想像以上に汗をかき、血液が濃くなりがちですから、就寝前にはコップ１杯の水を飲みましょう。その他、くつろぎタイムに楽しみたいのがハーブティーです。有名なところでは、ローズマリー、カモミール、ラベンダー、ペパーミントなどは鎮静効果があり不眠にも効くと言われているので、夕食後に飲むのに最適でしょう。さらに老化の原因であるＡＧＥも抑えてくれます。いまは、ハーブショップが増えており、希望を言えばお店の人がいろいろブレンドしてお茶をつくってくれます。あるいは、数種類の葉を買っておき、その日の気分に合わせ自分でブレンドするのも楽しいかもしれません。

要は、１日の終わりにそういう時間を持つことが必要なのです。自販機から転がり出てきた飲み物ではなく、丁寧にいれたハーブティーで忙しかった1日を終える。そんな余裕があれば、明日の食事についても大切に考えていけるでしょう。

第4章

見た目・気力・体力を衰えさせない！老けない食事術

若さとしなやかさを取り戻す食べ方

疲労感、倦怠感、シワ、シミ、ニキビを遠ざけ、いつまでも美しく、エネルギッシュでいるには？

老化のメカニズム

なぜ老けるのか？

人間は生まれたときから老化し始める。ではそのとき、体の中ではいったい何が起こっているのか？　近年大きな注目を集める老化現象の真犯人＝ＡＧＥと、私たちの体を蝕む「酸化」「糖化」の現象とは？

私たちが生きるために絶対に必要なものが、ブドウ糖と酸素です。このどちらかがなくなれば、私たちは命を落とします。しかし、皮肉なことに、ブドウ糖と酸素こそが私たちを老化させる原因ともなっているのです。

ブドウ糖と酸素が結びつくことで、水と二酸化炭素とエネルギーが生産されます。この過程で、ブドウ糖が原因の「糖化」、酸素が原因の「酸化」という悪い作用が起きます。糖化も酸化も、私たちの体のあちこちを傷つけ老化させます。生きていることそのものが、糖化や酸化の原因になるのですから、考えてみれば私たちは、おぎゃーと生まれたその瞬間から老化し始めているわけです。酸化は、比較的以前から知られています。一口に言えば体が「錆びる」ことだと考えていいでしょう。

皮をむいたリンゴを放置しておくと表面が茶色く変色するのは、酸素に触れることで酸化が起きているからです。これと同じことが、絶え間なく酸素を取り入れている私たちの体にも起きます。

一方、酸化以上に問題視されるようになった糖化は、体が「焦げる」状態だと思ってもらえばいいでしょう。糖質たっぷりのホットケーキをこんがり焼くと食欲をそそるいい匂いがしてきますが、実際には「こんがり」はいい反応ではありません。それこそ糖化であり、やはり、私たちの体にも同様のことが起きています。

糖化はタンパク質や脂質がブドウ糖と結合することで劣化する反応のことです。

タンパク質や脂質がブドウ糖と結びつくと、AGE（Advanced Glycation End Products＝終末糖化産物）というたちの悪い物質ができます。後述しますが、AGEこそが、ありとあらゆる病気や老化現象の真犯人だということがわかっています。

AGEは「タンパク質や脂質がブドウ糖と結合してできる」わけですが、私たちの体は、水分以外ほとんどタンパク質と脂質です。このことを考えると、ブドウ糖が余っている状況がいかにまずいか、おわかりになるでしょう。さらにAGEは、タンパク質や脂質を変性させます。

若さを取り戻す

たとえば、皮膚のコラーゲンが変性してシワやシミをつくりますし、血管のタンパク質を変性させれば固く切れやすくなってしまうわけです。いわゆる動脈硬化を起こします。

ＡＧＥが溜まった状態であるシミは、**皮膚の焦げ**と言っていいわけです。

また、ＡＧＥが発生したことをキャッチしてマクロファージなどのＡＧＥ受容体が生じることで細胞に炎症を起こします。こうした慢性的な炎症は、あらゆる病気の原因となると考えられています。

ＡＧＥはこのように体内でもつくられる一方、食品にも含まれます。とくに、**こんがりと焼けた焦げのような部分**に多く含まれます。

ちなみに、糖尿病の検査で調べられる「ヘモグロビンＡ１ｃ」はＡＧＥの初期反応物質です（初期糖化物質）。ブドウ糖がタンパク質や脂質と結合した残物を測定することで、過去１～２か月にどのくらいの血糖値だったかがわかるのです。

図4-1 老化のメカニズム

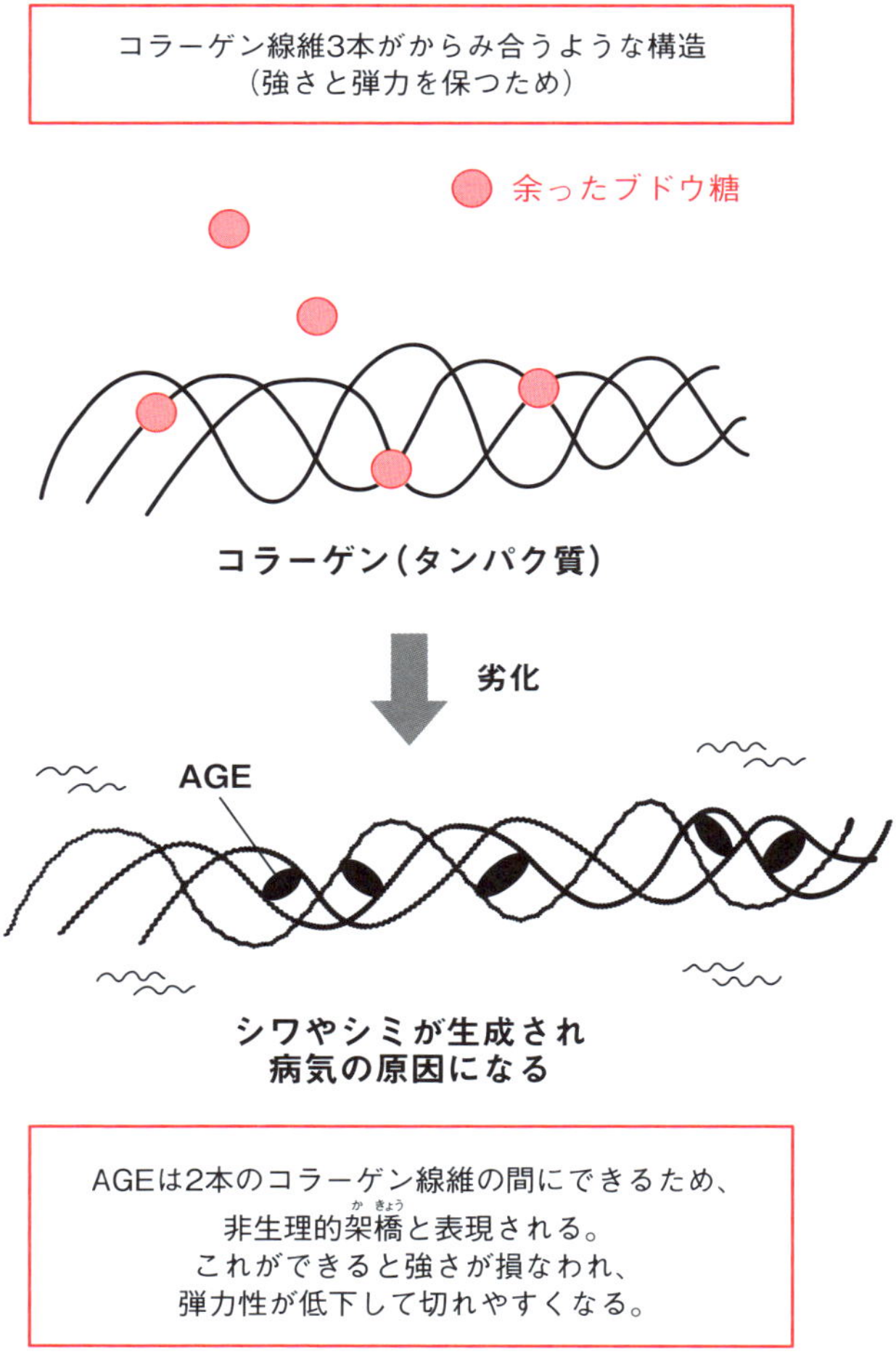
コラーゲン線維3本がからみ合うような構造
（強さと弾力を保つため）
余ったブドウ糖
コラーゲン（タンパク質）
劣化
AGE
シワやシミが生成され
病気の原因になる
AGEは2本のコラーゲン線維の間にできるため、
非生理的架橋《かきょう》と表現される。
これができると強さが損なわれ、
弾力性が低下して切れやすくなる。

42 血糖値で太り→老け→病んでいく

肥満につながる食生活が老化や病気をつくりだす

私たちはブドウ糖と酸素を結合させてエネルギーを生み出しており、その過程で糖化と酸化は同時に起きます。同時に起きるということは、**同時に悪化もするし、逆に同時の予防も可能**だということです。

つまり、ＡＧＥが増えないように気をつけることで、糖化はもちろん、酸化もそれだけ抑えられている、すなわち老化を遠ざけていると考えればいいのです。

ＡＧＥについては、ここ数年で劇的に研究が進み、その害が明確になっています。

１９７０年以降に発表されたたくさんの論文で、ＡＧＥは血管、腎臓、筋肉、コラーゲンに甚大な損傷をもたらすと報告され、その後も、さまざまな研究機関によってあらゆる病気との関わりが次々と指摘されるようになりました。

「糖尿病の患者さんは健常者よりも血管が10年早く老いる」と言われているのは、総じて

ＡＧＥが高く、炎症を起こして血管壁を劣化させるからです。また、老廃物を濾過《ろか》する腎臓の膜にＡＧＥがくっつくことで穴を空けてしまい、尿にアルブミンというタンパク質が漏れ出て、ついに重い糖尿病腎症が起きます。

アルツハイマー病の患者さんの脳には老人斑と呼ばれるシミがあり、そこにはＡＧＥがたくさん溜まっていることもわかっています。パーキンソン病の患者さんの中脳にはレビー小体というものができますが、ここにもＡＧＥがたくさん存在します。

イタリアのトスカーナ地方で65歳以上の男女１０１３名を対象に行われた調査では、ＡＧＥが多い人は死亡率が高いことが明確になっています。

私は先に、「糖尿病があると、あらゆる病気の発症率が増える」と述べましたが、正確には、糖尿病があらゆる病気をつくっているのではなく、糖尿病になるような状態（**血糖値が高くてＡＧＥがつくられやすい状態**）が、あらゆる病気を招くということです。

ここで思い出してほしいのが、血糖値が高くなるから太るのだということです。

つまり、もとをたどっていけば、肥満になるような食生活が、老化も、病気もつくりだしているということなのです。

多くのビジネスパーソンが陥っている**「太る→老ける→病む」**という負のスパイラルから抜け出すためには、食生活を変えるしかありません。

図4-2 AGEによる害① タンパク質・脂質の変性

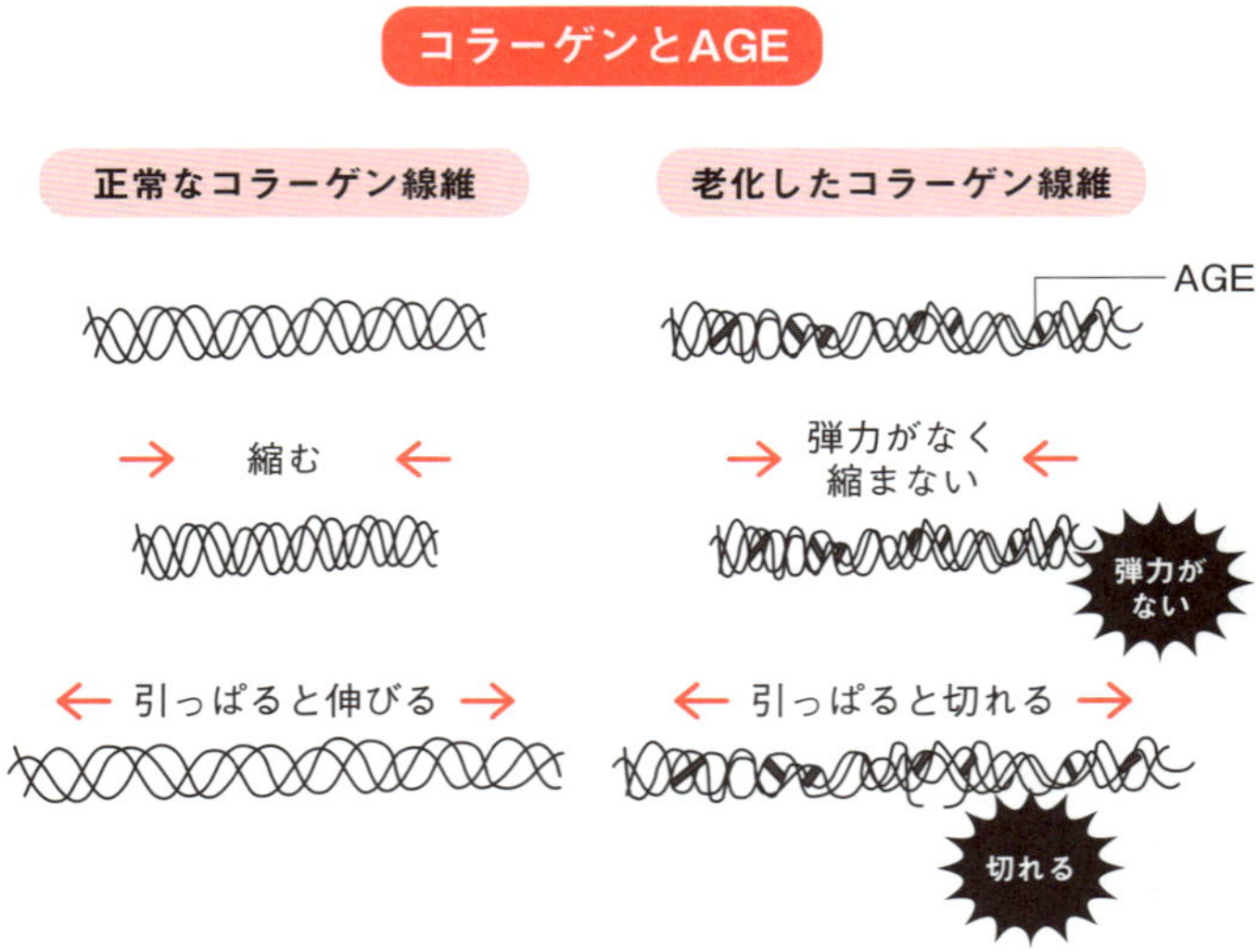

図4-3 AGEによる害② 炎性反応惹起

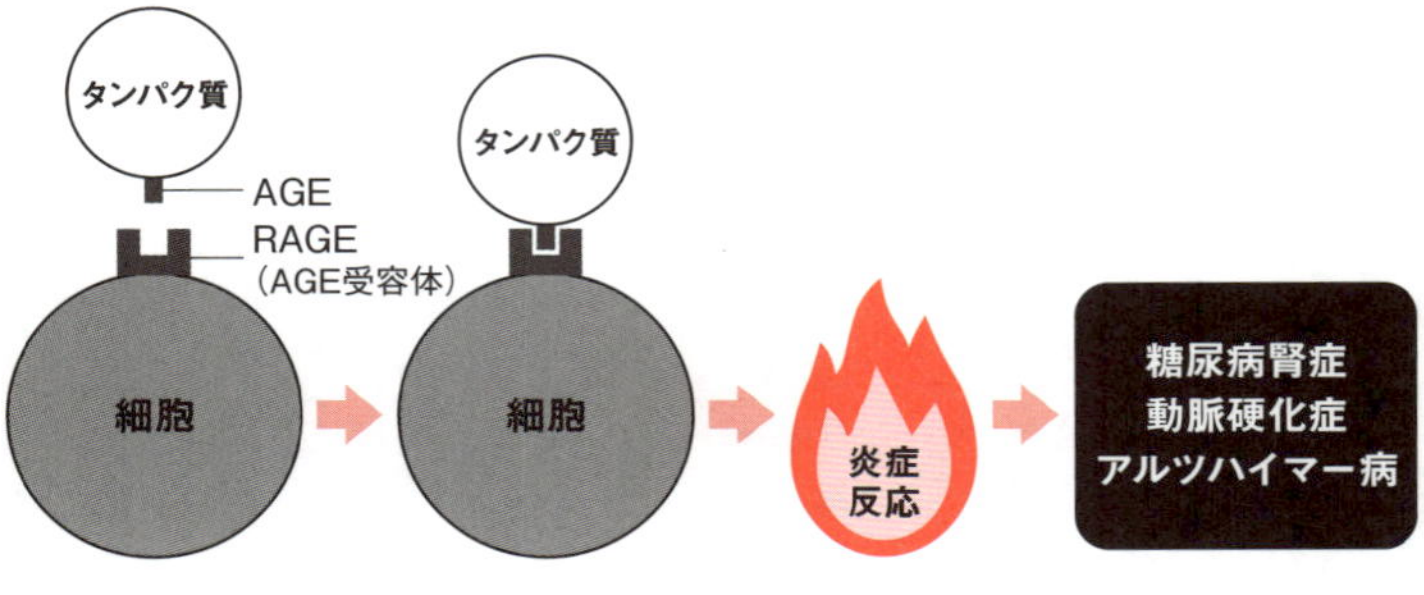

『Dr.牧田の新・美肌常識テスト40』牧田善二(主婦の友社)より

43 AGEの多い食品を避ける

含有量と調理法を知って極力とらないようにする

AGEは食品中にも含まれます。食材のタンパク質や脂質がブドウ糖と結合すれば、そこにAGEができるからです。

自分の体にAGEを増やさないために、食生活で注意すべき点は2つあります。

1つは、AGEを体内でつくりだしてしまうような食事を避けること、つまりブドウ糖を余らせてしまう**糖質の過剰摂取を避ける**こと。

もう1つは、そもそも**AGEが多い食べ物を避ける**ことです。もっとも、食品からとったAGEは、それが全部、体内に蓄積されるわけではなく、10％程度が体内にとり込まれ、6～7％が長期間にわたって留まると言われています。

しかし、「だったら気にしないでいいや」というわけにはいきません。実は、同じ食べ物でも、その調理法によってAGEの含有量が桁違いに変わります。知識があるかないかで、健康に与える影響も大きく違ってくるのです。

代表的な食べ物のＡＧＥ含有量について、図４－４の表にしておきましたので見てください。

図4-4 食品のAGE含有量

食品名	AGE含有量
高炭水化物食品	
ごはん	9KU/100g
パスタ（8分間ゆでる）	112KU/100g
食パン（中心）	7KU/30g
パンケーキ	679KU/30g
ワッフル	861KU/30g
コンフレーク	70KU/30g
フライドポテト（自家製）	694KU/100g
フライドポテト（ファーストフード）	1522KU/100g
ポテトチップス	865KU/30g
クッキー（手作り）	239KU/30g
クラッカー	653KU/30g
ポップコーン	40KU/30g
肉	
フランクフルト（豚肉／7分間ゆでる）	6736KU/90g
フランクフルト（豚肉／5分間焼く）	1万143KU/90g
ハンバーガー（牛肉／6分間揚げる）	2375KU/90g
ハンバーガー（牛肉／ファーストフード）	4876KU/90g
ローストビーフ	5464KU/90g
ベーコン（豚肉／電子レンジで3分間加熱）	1173KU/13g
ハム（豚肉）	2114KU/90g
ソーセージ（豚肉／電子レンジで1分間加熱）	5349KU/90g
鶏胸肉（皮なし）	
生肉	692KU/90g
煮る（1時間）	1011KU/90g
焼く（15分間）	5245KU/90g
揚げる（8分間）	6651KU/90g
電子レンジで加熱（5分間）	1372KU/90g

食品名	AGE含有量
鶏胸肉（皮つき）	
チキンカツ（25分間揚げる）	8965KU/90g
焼く（45分間）	5418KU/90g
チキンナゲット	7764KU/90g
魚	
サケ（10分間揚げる）	1348KU/90g
サケ（生）	502KU/90g
サケ（スモークサーモン）	515KU/90g
マグロ（しょう油をつけて10分間焼く）	4602KU/90g
マグロ（25分間焼く）	827KU/90g
マグロ（オイル缶詰）	1566KU/90g
野菜	
ブロッコリー（ゆでる）	226KU/100g
にんじん	10KU/100g
トウガラシ（焼く）	261KU/100g
タマネギ	36KU/100g
トマト	23KU/100g
乳製品	
牛乳	12KU/250ml
牛乳（無脂肪）	1KU/250ml
牛乳（無脂肪を3分間電子レンジで加熱）	86KU/250ml
ヨーグルト	10KU/250ml
バニラアイスクリーム	88KU/250ml
アメリカ製プロセスチーズ	2603KU/30g
ブルーチーズ	1679KU/30g
モッツァレラチーズ	503KU/30g
パルメザンチーズ	2535KU/15g

食品名	AGE含有量
たまご	
卵黄（10分間ゆでる）	182KU/15g
卵黄（12分間ゆでる）	279KU/15g
卵白（10分間ゆでる）	13KU/30g
卵白（12分間ゆでる）	17KU/30g
卵（マーガリンで焼く）	1237KU/45g
大豆食品	
豆腐（生）	709KU/90g
豆腐（ゆでる）	3696KU/90g
豆腐（油で炒める）	3447KU/90g
脂肪性食品	
アーモンド（ロースト）	1995KU/30g
アボカド	473KU/30g
バター	1324KU/5g
カシューナッツ（ロースト）	2942KU/30g
マーガリン（植物油）	876KU/5g
マヨネーズ	470KU/5g
マヨネーズ（低脂肪）	110KU/5g
サラダドレッシング シーザーサラダ	111KU/15ml
クリームチーズ	3265KU/30g
オリーブ	501KU/30g
ピーナッツバター	2255KU/30g
飲料	
ココア（砂糖入り）	656KU/250ml
リンゴジュース	5KU/250ml
オレンジジュース（ビン詰め）	14KU/250ml
野菜ジュース	5KU/250ml
コーヒー（1時間作り置き）	34KU/250ml
コーヒー（インスタント）	12KU/250ml
コーヒー（ドリップ式）	4KU/250ml
コーラ	16KU/250g
紅茶	5KU/250ml

KU＝キロユニット

『老けたくないなら「AGE」を減らしなさい』牧田善二（ソフトバンク クリエイティブ）より

44 マリネするだけでAGEは減る

酢やレモンを調味料代わりに使う

AGEで注目したいのは調理法です。

たとえば、同じ分量のサケでも、生で食べるよりフライにすると激増するのがわかるでしょう。**AGEは高温で調理することで大きく増える**のです。

一番いいのは生、火を通すなら煮る（茹でる）がよく、焼く、揚げる……でだんだんAGEが増えていきます。

また図4-4のとおり、同じフライドポテトでも、自宅で揚げたものよりも、ファストフード店で売られているもののほうがAGE含有量が多くなります。ファストフード店では、より高温で調理するためと考えられます。

いずれにしても、一口に「ソーセージ」と言っても、メーカーによって作業工程が違ってきますから、すべてがこの表のとおりというわけではありません。ただ、傾向をつかんでおくことはできるでしょう。

また、酢が血糖値の上昇を抑えてくれることは前述しました。他にも酢には、**食品中のAGEを下げてくれる効果**があります。

たとえば、魚を食べるときに、油で揚げた状態だとかなりAGEが高くなるのですが、それをマリネして南蛮漬けにすると、酢の力でAGEが減ります。

また、生の状態の肉を単純にグリルするとAGE量は約5倍に増えます。ところがグリルする前に酢に漬けると（マリネすると）、AGE量は1／2以下に下げることができます。酢の代わりにレモン汁を用いても同様の結果が出ます。

刺身で食べられる魚は、AGEが増えない生のままが最適ですが、たいていの肉は火を通さないわけにはいきません。そこで、酢やレモンを上手に調理に使うことでかなりAGEが減らせます。

酢は、血糖値もAGEも抑えてくれる非常に優秀な食材ですから、普段から食卓に常備しておき、調味料代わりにどんどん使いましょう。

45 コレステロールも酸化と糖化が問題

悪玉LDLを気にするより、老化作用をどう抑えるか

コレステロール値が高いと動脈硬化が進行し、動脈硬化が進行すれば、心筋梗塞や脳梗塞など、命に関わる病気の罹患率も増えていきます。だから、コレステロールは問題視されているわけですが、「コレステロール」と一括りにしてしまうのは間違いです。

コレステロールには、俗に善玉と言われるHDLコレステロールと、悪玉のLDLコレステロールがあることはご存じでしょう。しかし、単純に「LDLがいけない」というわけではないことが最近わかってきました。

LDLの中でも問題なのが、**「AGE化（糖化）LDL」**と**「酸化LDL」**です。私たちの体を老化させる「糖化」や「酸化」が、コレステロールにも起きているのです。

こうした変性したLDLコレステロールが血管壁に溜まることが、動脈硬化を強力に推し進めます。また、体中の細胞に慢性的な炎症を起こし、がんをはじめとした重大な病気

を呼ぶことになります。

だから、卵などコレステロールの多い食品に気をつけるよりも、**糖化、酸化という老化作用にストップをかける**ことこそ重要。

そのためには、糖質を制限することや、古い油をとらないことなど、食生活で気をつけるべき点がいろいろあります。

山盛りのごはんを食べておきながら「私は卵を食べないようにしているから、コレステロールは心配いらない」というのは大間違いなのです。糖質制限を行って、体重を減らしていけば、コレステロールについてもいい状態になっていくと期待できます。

46 シワ、シミ、ニキビもAGEや糖質が原因

何がコラーゲンを破壊しているのか？

いまの時代、シワやシミを気にするのは女性だけではありません。男性でも、若々しい見た目を保ちたいと思うのは当然です。

シワやシミといった肌の老化現象は、まさにAGEの仕業です。

私たちの体にあるタンパク質の70％はコラーゲンです。図4－1にあるように、コラーゲンは3本の糸のような線維からなり、それらが伸び縮みすることで弾力を保っています。

ところが、AGEがくっつくことで自由な動きができなくなり、**弾力が失われてしまうのです**。すると、そこにシワができ、AGEが溜まったところは茶色のシミとなります。これが肌の老化現象です。

また、吹き出物やニキビに悩まされるのも、**糖質の過剰摂取**が原因です。

チョコレートをたくさん食べれば吹き出物やニキビができます。そのとき、多くの人は「チョコレートに含まれる脂肪のせい」と思っていますが、過剰なブドウ糖が中性脂肪に換えられたものが皮膚に溜まっているというのが正解です。

「ニキビができちゃったから油っぽいものを控えて、そばでも食べるか」は逆効果。かえって悪化させることになります。

47 ４つの要素がＡＧＥを溜める

糖質・高含有食品・紫外線・タバコを避ける

体内に老化の元凶であるＡＧＥを溜め込む原因を整理しましょう。

①高血糖

糖質の過剰摂取で血糖値が上がれば、それだけブドウ糖も溢れ、タンパク質や脂質と結合してたくさんのＡＧＥをつくります。

②ＡＧＥの多い食べ物

前述したように、調理法でＡＧＥ量は変わります。同じ牛肉を調理するときに、しゃぶしゃぶよりビーフカツにしたほうがＡＧＥは高くなります。

さらに、以下の２つもＡＧＥのもとになりますから覚えておいてください。

③紫外線

紫外線がシワ、シミの原因になるのは、ＡＧＥが強力に増すからです。たとえば29歳の女性を調べたところ、光を浴びない腹部のＡＧＥの量は１・３４％だったのに対して、光を浴びた眉間はなんと29・７％でした。その差はなんと22倍。これがシワ、シミの原因なのです。日差しが強いときにはＵＶカットのクリームなどを忘れずに塗りましょう。

④タバコ

タバコを吸うと、30分くらいで体内にＡＧＥが増えてきます。本書で改めて指摘するまでもなく、健康のために禁煙は必須です。

48 カルノシンが老化を抑制する

ウナギ・鶏肉・マグロは天然の抗酸化食品

ウナギ、鶏肉、マグロなどの肝臓や筋肉に多く含まれる**「カルノシン」**という物質は、極めて強い抗酸化力を持っています。また、最近の研究では、ＡＧＥも強力に抑えられることがわかっています。渡り鳥がロシアから日本まで長い距離を飛んで来られるのも、回遊魚がずっと泳ぎ続けられるのも、カルノシンを豊富に持っているからと考えられます。

こうした**「天然の抗酸化物」**とも言うべき食材をとることで、私たちの体に発生する活性酸素がとり除かれ、老化を抑制することが期待できます。

私は、１週間の仕事が始まる前の日曜日の夜に、カルノシンが豊富なウナギを食べるようにしています。また、化粧品メーカーと共同で開発した肌の老化を防ぐ美容マスクにも、カルノシンを入れてあります。若々しくパワーに溢れた体をつくるために、カルノシンは注目の成分。ウナギ、鶏肉、マグロなどを積極的に食べましょう。

49 ビタミンB1・B6がAGEを抑える

夏バテ予防にもなる天然の「クスリ」

ビタミンの代表格とも言えるB群の中で、とくに**B1とB6**に、**強い抗AGE力**があることがわかっています。実際に治験を行ったこともあるくらいですから、もはや「クスリ」に近い効果を示すと考えていいでしょう。

ビタミンB1の1日の必要量は、男性で1・4ミリグラム、女性で1・1ミリグラム。欠乏すると、足のだるさや倦怠感に襲われます。日本が貧しい時代に「脚気《かっけ》」という病気が多かったのはビタミンB1が不足していたからです。

ビタミンB1を多く含む代表的な食品は**豚肉、ウナギ、玄米、そば、大豆、レバー、鶏肉**などです。

夏バテしたときには、こうした食品を積極的にとるといいでしょう。

一方、ビタミンB6の必要量は、男性1・4ミリグラム、女性1・2ミリグラムとなって

若さを取り戻す

います。

ビタミンB6は腸内細菌の合成によってつくられるので、不足することは少ないと言われていますが、抗生物質の使用などで腸内環境が悪くなれば足りなくなります。

欠乏すると舌炎、口内炎、口角炎などが現れます。テレビで宣伝している口内炎の薬の主な成分はビタミンB6です。

さまざまな食品に広く含有されており、とくに、**カツオ、マグロ、サーモン、ナッツ類、肉類全般、野菜、バナナ、ニンニク**などに多く含まれます。

ビタミンB1もB6も、いまの日本のように豊かな暮らしができていれば、本来は不足するはずがないものです。しかし、豊かゆえに安直な食生活を送っていることで、足りていない人が多いのです。さらに、これらのビタミンを積極的にたくさんとることがAGEを抑え、老化防止につながるのです。

そういう人は、体内のAGEが増えてしまっていると考えられます。

ビタミンB群は水溶性ですから、過剰にとった分は尿に流れ出てしまいます。また、食事からとっているなら、さほど過剰になどなりません。

50 ポリフェノールで若返る

老化を防ぐ大豆やブルーベリーなどを積極的にとる

老化を防ぐ物質としてよく知られている「ポリフェノール」には、いくつかの種類があります。さまざまな食品から積極的にとりましょう。

赤ワインには「アントシアニン」が豊富で、その抗酸化作用はフレンチパラドックス（フランス人は飽和脂肪酸の摂取量が多く喫煙率も高いのに心疾患が少ない現象）の根拠とされています。アントシアニンは**ブルーベリー**にも多く含まれています。

大豆の「イソフラボン」は、豆腐や納豆、豆乳からも摂取できます。

コーヒーや紅茶の「タンニン」、**緑茶**の「カテキン」も抗酸化作用が強いポリフェノールの一種です。

たまねぎ、柑橘類、そばには「ルチン」が、また、**チョコレート**には「カカオポリフェノール」が多く含まれています。世界長寿ランキングの1位と2位の方は、2人とも毎日のようにチョコレートを食べていたそうです。赤ワインよりなんと10倍多いポリフェノールを含んでいます。私も長生きのために、毎日食べるように心がけています。

ただし、そばは糖質ですし、チョコレートはその成分比率が重要。カカオ含有量が70％を超えるような苦みのきいたものを選んでください。

図4-5 ポリフェノールを多く含む食品

●飲料

コーヒー、緑茶、紅茶、赤ワイン

●果物

ブルーベリー、ぶどう、すもも、プルーン、柿、バナナ、いちご、りんご、ザクロ

●野菜

大豆、大豆加工食品（豆腐・納豆など）、たまねぎ、オリーブ、ブロッコリー、そば、ごま

●ナッツ類

クルミ、アーモンド

●お菓子

ココアパウダー、チョコレート

51 スパイスは老化防止に効く

糖化・酸化を防ぐ魔法の調味料

コショウ、サンショウ、ターメリック、パプリカ、カイエンペッパー、クミン、チリパウダー、ローリエ……いまは一般的なスーパーでも、さまざまなスパイスが手に入ります。

そうしたものはほとんどが、**抗ＡＧＥ作用および抗酸化作用**を持っていると考えていいでしょう。前述したシナモンも同様です。

こうしたスパイス類については、１つ１つ分析して「これがいいか、あれがいいか」と悩むより、「積極的にいろいろ使ってみる」という姿勢でいればＯＫです。

スパイスを多用する料理として、誰もが思い浮かべるのがカレーでしょう。しかし、カレーライスは糖質が多く血糖値を上げますから、ごはんにかけずに料理のソースとして活用するのがいいでしょう。なお、スパイスを上手に使うと味にアクセントがつき、醤油や塩の使用量が抑えられるという利点もあります。

52 コラーゲンは食べても効かない
いくら食べても体内でコラーゲンにはならない

ゼラチン質の多い料理を、「コラーゲンたっぷりですよ」とすすめられることがあります。また、肌や関節に効果があるとして、コラーゲンのサプリメントも売られています。

しかし、**コラーゲンは口から食べても効きません。**口から入ったコラーゲンは、消化されてすべてアミノ酸に分解されます。アミノ酸に分解されてから吸収するので、もはやそこにコラーゲンはありません。脂肪を食べたからお腹の脂肪が増えるわけではないのと同じように、コラーゲンを食べたら体内のコラーゲンが増えるということはありません。私たちの体内にあるコラーゲンは、すべて体内で合成されたものなのです。

だから、その合成の段階で必要な成分を揃えてあげることが大事で、そのために、栄養素を考えた知的な食生活を送ることが必要なのです。合成しなくてはつくれないものを、外から補充しようという愚かな考えは捨ててください。

第5章

本来の免疫機能を回復させる！

病気にならない食事術

現代人ががんを遠ざけるための食べ方

砂糖、添加物、農薬、人工甘味料……
体を蝕む不自然なものを避けて、
人間が本来持つ野性の力を呼び戻すには？

病気のメカニズム

なぜ病気になるのか？

もともと人間には病気と闘える免疫力が備わっている。しかし、毎日の食事によって免疫機能はどんどん低下する。がんはその典型だ。なぜ強固であるはずの免疫システムは壊されてしまうのか？　どうすれば回復できるのか？

私たちの体には、さまざまな病気の芽を摘む**「免疫力」**が備わっています。それは、縄文人以前から変わることはありません。冷暖房などない厳しい自然環境下では体調を崩しやすかったはずですが、祖先たちは免疫力によって強く生き延びてきました。

しかし、現代人は間違った食生活によってその免疫システムを壊しています。人間に飼われた犬や猫も同様で、本来だったらかかるはずのない文明病で命を落としています。

なかでも、**がんは免疫力の低下によって引き起こされる病気の典型**です。

私たちの体の細胞は定期的に新しくなっており、たとえば肝臓の細胞は約60日に1度の割合で刷新されます。このとき細胞の遺伝子がコピーされますが、コピー機能は完全ではなく、まれにエラーが起きます。あるいは、発がん性物質などによって外部から刺激されコピーを間違えます。

そうしたミスを見つけたときに、免疫力が働いていびつな細胞を除去してくれるために、私たちはがんにならずに済んでいます。ところが、免疫力が落ちていれば、チェックをすり抜け、おかしな細胞が増殖していくのです。

小野薬品工業が開発し大きな注目を浴びている「オプジーボ」は、これまでの抗がん剤と違って免疫力を高めることでがんを治癒させようという薬です。おそらく、あらゆるがんに奏功することと思われ、その高い薬価（年間３５００万円）を低くするよう政府までが動いています。

このこと1つをとってもわかるように、免疫力とは非常に重要なものなのです。

がんに限らず、糖尿病、心筋梗塞、脳卒中、うつ、アルツハイマー病、骨粗鬆症……と**あらゆる病気は免疫力の低下が呼んでいます。**

また、リウマチやぜんそく、以前はなかった花粉症やアトピーは、自己免疫疾患といって、悪くない細胞を間違って攻撃してしまい抗体ができることで起きます。やはり、免疫力が正しく働かなくなっているのです。

病気を遠ざける

とくに、花粉症やアトピーの急増は、大変に深刻な問題だと私は思っています。古くから自分たちを守ってくれていた免疫システムを、食べ物によって現代人が壊してしまった結果だと考えられるからです。

砂糖をはじめ、添加物、農薬など「以前はなかった不自然なもの」を口に入れることに、本気でストップをかけないといけません。

図5-1 がん発生のメカニズム

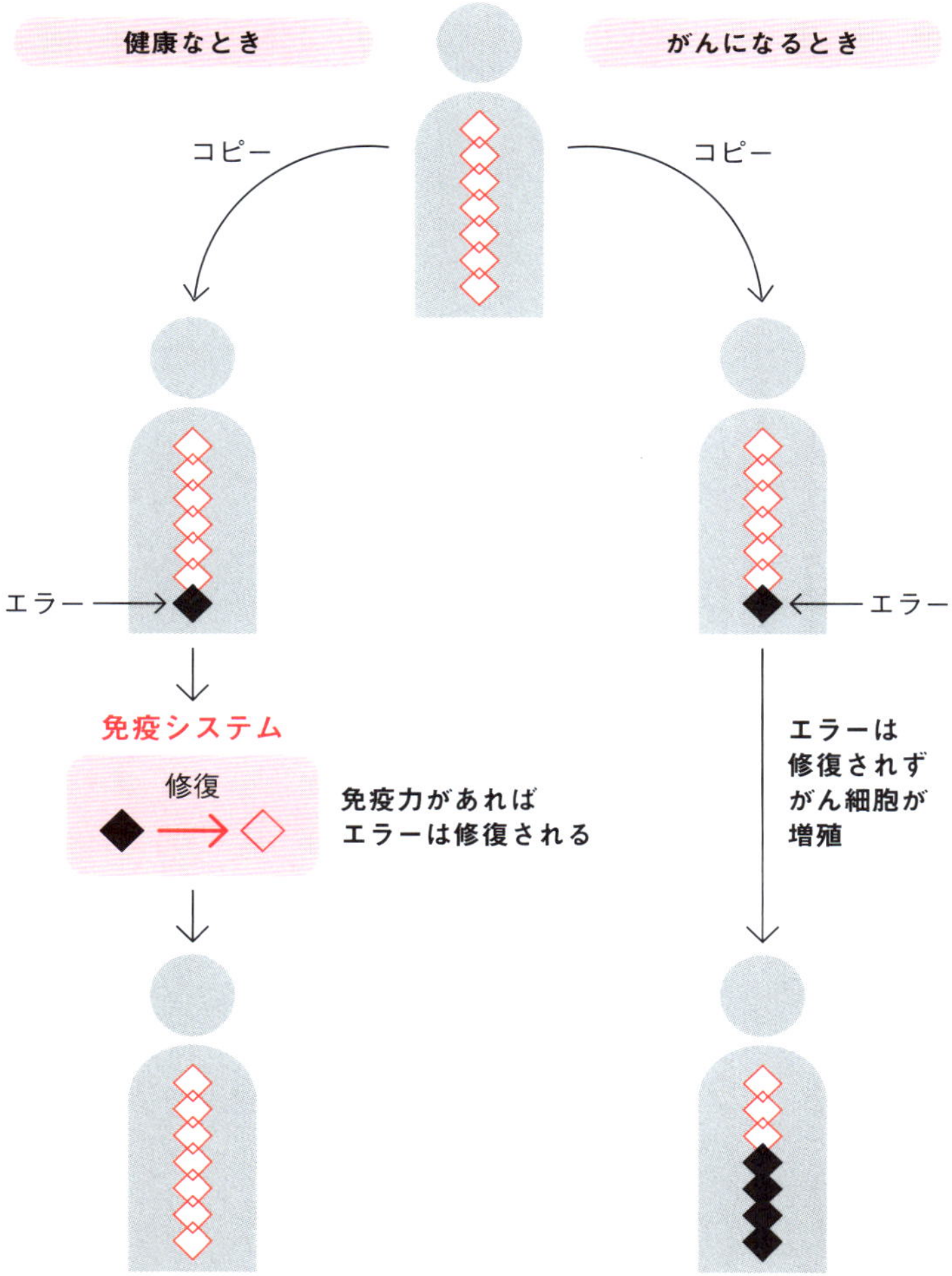

53 もともとなかった食べ物を食べない

体にとって想定外の食材が免疫システムを破壊する

縄文時代から比較すれば、私たちの寿命は飛躍的に延びています。だからといって、「いまのほうが生命力は強い」ということではありません。

私たちが長生きできるようになったのは、ひとえに医学の進歩と栄養状態の改善のおかげです。コレラや結核のような感染症を抑えられていること、飢餓による病気や死が減ったことが大きな理由です。

むしろ、縄文人より免疫力は弱まっているのではないかと私は考えています。現代人の生活には、**免疫力を低下させる不自然な物質**が溢れているからです。

その筆頭が、缶コーヒーや清涼飲料水など砂糖を溶かした飲み物。次いで、ケーキや菓子パンといった砂糖の塊です。

昔から人々は「甘いものは美味しい」と認識していて、花に付着した蜜をなめたり、サトウキビを囓《かじ》ったりしていました。しかし、**精製された砂糖**はありませんでした。人間の体にとって、精製された砂糖は「想定外」のもので、ましてや、それが大量に入ってくることを、私たちの免疫システムは考えていません。

腐敗を防いだり、見た目を良くする**化学物質**が食品に加えられるようになったのも最近のことです。真っ白いままカビも生えないパンなど、縄文人から引き継いだ免疫システムにとってもちろん想定外です。

農薬も、本来であれば食べ物に付着しているはずがない化学物質です。

このように私たちは、健康を守るために最も重要な「食べ物」について、効率優先、企業論理優先で、やってはいけない手を加えてしまったのです。

とはいえ、こうした不自然な食べ物の害はすぐには現れません。糖質のとりすぎで糖尿病を発症するのは数年後のことですし、発がん物質によってがんになったとしても、「あのときの○○がいけなかった」と明確に証明できません。

一方、食中毒はすぐに症状が出ます。原因となる食べ物を食べたら、たいてい数時間で下痢や嘔吐に襲われます。こうした合図を送ってくれる食べ物こそ、私たちは信頼すべきなのに、「だったら防腐剤を入れよう」と間違ったことをしているのです。私たちの免疫システムを破壊する要素は、外部にも、自分の内側にもあるということです。

54 いつも満腹だと長生きできない
長寿遺伝子は飢餓状態で活性化する

アメリカではアカゲザルを使い、長寿に関する実験をいろいろ行っています。本当は人間で実験したいところでしょうが、倫理的にできないために人間に近いサルが用いられているわけです。その結果、明らかになっているのは、満腹でいるよりも飢餓状態（30%のカロリー制限）に近いほうが**長寿遺伝子が活性化されて長生きする**ということです。

とくに糖質は、エネルギー源として生命維持に欠かせません。そのため「できるだけ節約しよう」とするのが生命体の基本であり、それが少ししか入ってこないことで**本来持っている生命力が目覚める**のではないかと考えられます。

これまで繰り返し述べてきたように、空腹でどか食いするのは最悪ですが、一方で「いつも満腹」ではだめなのです。腹七分目くらいで食事を終え、血糖値が基準値内で安定している状態が、長寿遺伝子の活性化には不可欠でしょう。

55 固い食べ物を、よく嚙んで食べる

人間にとって嚙む効用は咀嚼以外にたくさんある

80歳の段階で自分の歯を20本以上残している人が、半数を超えたというニュースが流れました。1999年の調査ではわずか15%だったそうですので、啓蒙運動の効果があったのでしょう。

高齢者の健康維持のために「自分の歯で嚙んで食べる」ということが推奨されているわけですが、もちろん働き盛りにとっても「嚙んで食べる」は重要です。

嚙んで食べるという行為は、単に食べ物を細かく砕いているだけではありません。それによって脳からさまざまな指令が出され、**胃や膵臓など消化・吸収に関係するすべての臓器**が「食べ物が来る」と準備を進め、一連の作業を見事にこなしてくれます。

嚙まないのは、そのウォーミングアップの時間を無視しているに等しいのです。

また、嚙んでいるからこそ、脳の満腹中枢から「十分食べました」というシグナルも出

されるのであり、このシグナルが出遅れれば食べすぎてしまいます。

ところが、いまは、あまり噛まないで済む食べ物が喜ばれる風潮にあります。

テレビのグルメ番組では、レポーターがやたらと「やわらかーい」「溶けちゃいそう」を連発しています。それが食べ物に対する褒め言葉だと思っているとしたら、無知もいいところです。

もっと**固いもの**を食べましょう。

縄文人も食べていた**ナッツ類、繊維質の多い野菜、赤身の肉、小魚**など、咀嚼力が必要なものを食べることで、本来あなたの体に備わっている力が目覚めます。

「忙しくて食事時間がとれないから」とエナジードリンクを食事代わりにとることは、ちっともかっこいいことではありません。それは、すっかり歯がなくなったお年寄りにもできることです。

そういうものに頼るのは、むしろ、生命体として衰退している証拠だと危機感を抱いたほうがいいでしょう。

56 多くの添加物は発がん性が証明されている

防腐剤や発色剤は何より避ける

お土産にお菓子を持っていくときなど、日持ちがしないものは避けたほうが親切だと考えますが、実はそれは逆です。なぜなら、日持ちがするものは、たいてい危険な防腐剤が入っているからです。

一定の時間放置すれば、どんな食べ物でも腐るのが当たり前で、その当たり前が行われないように手を加えたものは食べないほうが賢明です。しかし、清潔志向が強い日本人は「腐らない」ほうをよしとしてしまうのです。

同様の理由から、殺菌剤もよく使われます。スーパーで売られているカット野菜には、殺菌剤として**「次亜塩素酸」**が使われています。この殺菌剤は、回転寿司店でも重宝されています。

ナッツ類は総じておすすめの食品ですが、添加物のチェックは怠らないようにしてください。ピスタチオによく使われる防かび剤**「OPP（オルトフェニルフェノール）」**には発がん性があることがわかっています。

添加物の中でも最もたちが悪いのが発色剤です。ハムやソーセージなどの加工肉に多く使われる**「亜硝酸塩」**は、WHOが明確に発がん性を指摘しています。この化学物質で出されたきれいなピンク色を「美味しそう」と思ってしまったら、野生の勘は相当に鈍っています。むしろ「ヤバイ」と思わねばなりません。

図5－2に、よく使われる添加物を一覧にしておきました。添加物に詳しくなるには、とにかく表示をよく見ることです。売る側としては、おかしなものを入れていることはできるだけ隠したいので、そういう情報は裏に小さな文字で表示してあります。それをちゃんと読み解きましょう。

図5-2 食品添加物の種類と用途例

種類	目的と効果	食品添加物例
甘味料	食品に甘味を与える	キシリトール／アスパルテーム
着色料	食品を着色し、色調を調節する	クチナシ黄色素／食用黄色4号
保存料	カビや細菌などの発育を抑制し、食品の保存性をよくし、食中毒を予防する	ソルビン酸 しらこたん白抽出物
増粘剤／安定剤 ゲル化剤／糊剤	食品に滑らかな感じや、粘り気を与え、分離を防止し、安定性を向上させる	ペクチン カルボキシメチルセルロースナトリウム
酸化防止剤	油脂などの酸化を防ぎ保存性をよくする	エリソルビン酸ナトリウム ミックスビタミンE
発色剤	ハム・ソーセージなどの色調・風味を改善する	亜硝酸ナトリウム 硝酸ナトリウム
漂白剤	食品を漂白し、白く、きれいにする	亜硫酸ナトリウム 次亜硫酸ナトリウム
防かび剤 （防ばい剤）	柑橘類等のかびの発生を防止する	オルトフェニルフェノール ジフェニル
イーストフード	パンのイーストの発酵をよくする	リン酸三カルシウム 炭酸アンモニウム
ガムベース	チューインガムの基材に用いる	エステルガム／チクル
かんすい	中華めんの食感、風味を出す	炭酸ナトリウム ポリリン酸ナトリウム
苦味料	食品に苦味を付ける	カフェイン（抽出物） ナリンジン
酵素	食品の製造、加工に使用する	β-アミラーゼ／プロテアーゼ
光沢剤	食品の表面に光沢を与える	シェラック／ミツロウ
香料	食品に香りをつけ、おいしさを増す	オレンジ香料／バニリン
酸味料	食品に酸味を与える	クエン酸／乳酸
チューインガム軟化剤	チューインガムを柔軟に保つ	グリセリン D-ソルビトール
調味料	食品にうま味などを与え、味をととのえる	L—グルタミン酸ナトリウム 5'—イノシン酸二ナトリウム
豆腐用凝固剤	豆腐を作る時に豆乳を固める	塩化マグネシウム グルコノデルタラクトン
乳化剤	水と油を均一に混ぜ合わせる	グリセリン脂肪酸エステル 植物レシチン
水素イオン濃度調整剤（pH調整剤）	食品のpHを調節し品質をよくする	DL—リンゴ酸 乳酸ナトリウム
膨脹剤	ケーキなどをふっくらさせ、ソフトにする	炭酸水素ナトリウム 焼ミョウバン
栄養強化剤	栄養素を強化する	ビタミンC／乳酸カルシウム
その他の食品添加物	その他、食品の製造や加工に役立つ	水酸化ナトリウム 活性炭、プロテアーゼ

一般社団法人日本食品添加物協会HPより

57 無農薬野菜をたっぷり食べる

水で洗えばビタミン・ミネラルは失われる

糖質制限食を行っていると、とくに男性に便秘気味になる人がいます。お米に含まれる食物繊維が減るからです。

せっかく食生活を見直すのですから、これからは意識的に野菜をたくさん食べるようにしてください。食物繊維だけでなく、野菜は**ビタミンやミネラルが豊富**で、健康のために大いに摂取すべき食材と言えます。

ただし、気をつけてほしいことが2つあります。

イモ類などの根菜は糖質が多いので避け、**葉物野菜**をとりましょう。甘いトマトも糖質が高いので要注意です。

また、できる限り**無農薬**のものを食べてください。

かつて、農業従事者には、農薬を飲んで自殺する人がけっこういました。いまでも農薬を散布するときは、防毒マスクをして、風向きも気にしながら行います。農薬はそれほど毒性が強いのです。

農薬を散布することで、虫がつかない見た目にきれいな野菜ができます。しかし、虫が嫌がるような野菜が人間にとっていいものであるとは到底、思えません。

無農薬の野菜を食べる習慣がつけば、その野菜本来の美味しさがわかってきて野菜好きになるはずです。そして、農薬を使った野菜に舌が違和感を覚えるでしょう。こうした野生の勘を取り戻すことがきわめて大事です。

大きなスーパーなら「ＪＡＳ」マークの入った無農薬野菜を扱っていますし、ネットでも購入することができます。定期的に届けてくれるタイプにすれば、嫌でも野菜を食べる機会が増えるでしょう。

どうしても無農薬のものが手に入らなければ、**よく洗ってください**。流水につけておけば、農薬はかなり流れ出ていきます。

ただし、その分、ビタミンやミネラルも失われます。

無農薬の薬物野菜を、生でばりばり食べるのが一番です。

58 人工甘味料は砂糖以上に危ない

血糖値を上げ、腸内細菌のバランスを壊す超不自然な食材

糖尿病の患者さんや、太ることを心配する人たちの間で、人工甘味料が愛用されています。しかし、もしかしたら砂糖以上に危険な物質かもしれません。

２０１５年の「ネイチャー」誌に、ある実験結果が発表されました。「アスパルテーム」「スクラロース」「サッカリン」の3種類の人工甘味料溶かした水をマウスに与えたところ、普通の砂糖を溶かした水を与えたマウスよりも血糖値が上がったというのです。

続いて、人工甘味料を与えたマウスと普通の砂糖を与えたマウスの、それぞれから腸内細菌をとり、腸内を無菌状態にしたマウスに移植すると、人工甘味料を与えられていたマウスから腸内細菌を移植されたほうが、**血糖値が高くなりました**。さらに、人間でも、人工甘味料を使っていると**腸内細菌に変化が生まれる**こともわかりました。

また、健康な人が人工甘味料をとり続けていると腸内細菌のバランスが崩れ、「耐糖能

（インスリンがブドウ糖を処理する能力）」が低下して糖尿病になるという論文も発表されています。「糖尿病になりたくないから」とせっせと人工甘味料を使っていると、かえって糖尿病になってしまうというわけです。

人工甘味料が腸内細菌に悪い作用をすることは間違いないようですが、なかでも腸粘膜のひだに小さな穴が空く**「リッキーガットシンドローム」**は深刻です。

私たちが食べたものは、胃で消化され、腸から栄養素が吸収され、老廃物は便となって排出されます。しかし、リッキーガットシンドロームに陥れば、本来取り込むべきではない毒素をとり込んでしまうのです。その結果、クローン病、食物アレルギー、リウマチなどを引き起こすこともわかっています。

白い砂糖は人間がつくりだした不自然な物質です。人工甘味料はそれをはるかに上回るおかしな物質であり、口にすべきではありません。

そもそも、どうして人工甘味料を使わねばならないのかを考えてみたほうがいいでしょう。そこまでして甘い味をとりたいのだとしたら、糖質中毒なのかもしれません。

なお、人工甘味料以外にも、**「果糖ブドウ糖液糖」「果糖液糖」「異性果糖」**などと表記された甘味料にも注意が必要です。市販の清涼飲料水などにも使われています。「とっているつもりはないのにとっていた」ということになりかねないので注意が必要です。

59 プロテインの過剰摂取は腎臓を壊す

人工物でとる量は臓器を必要以上に酷使する

タンパク質は私たちの血肉をつくる非常に重要な栄養素です。ただ、糖質や脂質と違って、分解の過程で尿素窒素などの毒素を出します。

これら毒素は腎臓の濾過機能によって尿として体外に排出され、私たちは健康を保っています。もし、腎臓の濾過機能が駄目になれば体中に毒素が回って死に至ります。

このとき、タンパク質を過剰摂取すれば、濾過機能が酷使され腎臓は弱ってしまいます。

もっとも、健康な人が食品からとっている分には過剰摂取にはなりません。問題なのは、パウダータイプのプロテインやアミノ酸など、**人工的につくられたものです**。こうしたものを日常的に摂取していれば、腎臓を壊す可能性大です。

私の患者さんにも、パウダータイプのプロテインを摂取して、腎機能を示す**「尿アルブミン」**の数値がいきなり悪くなった人がいます。尿アルブミン値は、とても重要な指標ですが、測定する医療機関は多くありません。医師がその重要性を理解していないのです。たいていの医師は「腎臓の状態を知りたかったら**血清クレアチニン値**を見ればいい」と思っています。しかし、血清クレアチニン値に異常が見られるときには、腎臓は相当ひどい状態になっています。その前に、尿アルブミン値の変化をつかみ、適切な手を打つことが必須なのです。

ところが、会社で行う普通の健康診断では、血清クレアチニン値しか測定しません。そして、人工的なプロテインやアミノ酸を摂取していても、血清クレアチニン値にはなかなか変化は現れないということです。このことが何を意味するか、知的なビジネスパーソンならわかるでしょう。

60 海藻で腸内細菌のバランスを整える

食べ方で腸内環境は変わる

ここ数年、がぜん注目を浴びるようになったのが**「腸内細菌」**です。腸内細菌は、消化・吸収や代謝において重要な役割を果たしており、肥満や糖尿病、大腸がんに関係していることがすでにわかっています。研究が進めば、さらにいろいろな病気との関わりが明らかになるでしょう。

私たちの腸の中に生息する腸内細菌は500種類以上、重さにして1~2キロにもなります。腸内細菌には善玉と悪玉があって、悪玉の割合が増えていくことでいろいろな病気が引き起こされると考えられます。

悪玉菌を減らし善玉菌を増やすために重要なのが食べ物。オクラホマ大学とペルーの国立保健研究所の研究者らが共同で行った調査によって、**腸内細菌の環境は食べているものに左右されている**ことがわかりました。

彼らは、アマゾン川流域の狩猟採集民族、アンデス山脈高地のジャガイモ農家、それぞれの近隣の人々、オクラホマ州の町に暮らす人々などの腸内細菌を調べ比較しました。その結果、近くに住んでいるかどうかよりも、**食事内容が似ていると、腸内細菌の環境も似てくる**ことが明らかになったのです。

また、保存されているペルーの先住民のサンプルを調べたところ、彼らの腸内には、現代人が持っていない多様な腸内細菌が存在していたこともわかったそうです。

おそらく、縄文人も多様な腸内細菌を持っていて、私たちよりもはるかに腸内環境が良かったのではないかと思います。

腸内細菌が好んでエサにするのは**水溶性の食物繊維**です。コンブ、ワカメなどの海藻やコンニャクや寒天に豊富に含まれています。腸内細菌を整えるには、こうした食材を多くとることです。一方で、野菜に多い**不溶性の食物繊維**も必要です。不溶性食物繊維は便の量を増やし、老廃物を排出するために重要な役割を担っています。

どちらもバランスよく食べて、腸の環境を良好に保ちましょう。

男性は若いうちは便秘が少なく、腸について関心が薄い傾向にあります。しかし、50歳にもなると、だんだん腸の働きが衰え、便秘外来を受診するのは女性より男性の割合が多くなります。そうならないよう、いまから腸内細菌を整えておきましょう。

61 日本人はすでに塩分摂取量が多すぎる

高血圧は減量と減塩で対策する

30代を超えたあたりから、とくに男性に高血圧が増えてきます。ありふれた病気でありながら、やはり高血圧は怖いのです。

ビル・ゲイツが運営しているビル&メリンダ財団の資金提供により世界188か国で行われた調査で、「死をもたらす修正可能な危険因子」は、世界でも、日本だけに絞っても、トップは**高血圧**でした。

血圧が高いと脳卒中の危険性が高まることはもちろん、慢性の炎症によって免疫力が落ち、がんにもかかりやすいと考えられます。高血圧を侮ってはいけないのです。

高血圧には遺伝的体質も影響しますが、**最大の原因は肥満**です。体重が1キロ増えるごとに、血圧は5㎜Hgずつ上がっていくと言われています。ですから、まず糖質を控えて体重を落とすこと。その上で、塩分摂取量を減らすことが重要です。

塩分の過剰摂取は**胃がんの発生率を高める**ことも明らかですから、毎日の食事で十分に注意していく必要があります。

これまでもずっと、「日本人は塩分をとりすぎだ」と言われてきました。ところが、実際に食品中の塩分量がどのくらいなのかわからないため、なかなか自覚できないのが現状でした。

しかし、最近になって尿に含まれる塩分が測定できるようになり、摂取した塩分量が明確にわかるようになりました。私も患者さんの尿を検査していますが、**40歳くらいを境に塩分摂取量に違いが見られます**。若い人たちは少ないのですが、40歳を超えた男性の中には1日15グラムもとっている人がいます。

日本人の1日の平均摂取量は男性で11グラム、女性で10グラムです。厚生労働省は男性8グラム、女性7グラムまで減らすことを推奨していますが、WHOが掲げる目標値は5グラムなのです。いかに日本人が塩分過剰かわかるでしょう。

塩分も糖分と同じように、普段からたくさんとっていれば舌が麻痺し、「もっと濃い味を」と求めるようになります。毎日ラーメンを食べているような人は、糖質だけでなく塩分もとりすぎで、ダブルの中毒に陥っているのです。

命に直結する問題と認識して、塩分を減らしていきましょう。

62 カリウムをとって塩分を排出する

血圧を上げない食べ方

血圧を下げるためには、体重を減らすことと、塩分の多い食べ物を摂取しないことが基本です。さらには、**体内から塩分を排出してくれる食品**を食べることも効果的です。

私たちの体の細胞内にある体液と、細胞外にある体液は浸透圧で一定の濃度を保っています。その仕組みを利用し、カリウムをとることで細胞内のナトリウムを排出することができるのです。またカリウムは利尿作用があり、むくみを取る働きがあります。

図5－3にあるように、カリウムは**野菜や果物**に多く含まれています。

ブラジルのヤノマモ族は、そもそも塩をとる習慣がなく、バナナなどカリウムの多い食べものを多食しているため、加齢による血圧上昇が見られないことで知られています。

血圧が気になる人は、ヤノマモ族を見習って、食生活を変えましょう。ただし、甘い果物はほどほどに、野菜をたくさんとるようにしてください。

図5-3 主な食材のカリウム含有量

	食品	おおむね1回量	カリウム量(生、mg)	カリウム量(ゆで、mg)
いも類	さといも	煮物80g	512	448
	さつまいも	鉄板焼き100g	470	490(蒸し)
	じゃがいも	おでん80g	328	272
	長芋	酢の物50g	215	215
野菜類	ほうれんそう	お浸し80g	552	392
	たけのこ	煮物80g	416	376
	はくさい	鍋物150g	330	240
	とうもろこし	ゆで100g	290	290
	西洋かぼちゃ	煮物50g	225	215
	カリフラワー	サラダ50g	205	110
	だいこん	煮物80g	184	168
	なす	中80g	176	144
	ごぼう	きんぴら50g	160	105
	ブロッコリー	付け合わせ40g	144	72
	春菊	鍋物30g	138	81
	れんこん	天ぷら30g	132	72
	トマト	サラダ50g	105	
	にんじん	煮込み30g	84	78
	キャベツ	千切り40g	80	37
	きゅうり	サラダ30g	60	
	グリーンアスパラガス	細いもの2本(20g)	54	52
豆類	あずき(乾)	ぜんざい50g	750	230
	大豆(乾)	30g	570	171
	インゲン豆(乾)	20g	300	94
	えだまめ	50g	295	245
	そらまめ(生)	煮物50g	220	195
	さやいんげん	お浸し50g	130	135
果物類	グレープフルーツ	1個400g	440	
	バナナ	1本120g		100g/1300
	なし	1個200g	150	
	メロン(露地)	1/8切れ80g		
	もも	1個150g	120	
	いちご	30粒150g		ジャム10g/8
	かき	1個140g		40g/268
	りんご	1個200g	60	
	ぶどう	30粒150g		30粒15g/111
	温州みかん	1個70g	53	
	パイナップル	1切れ60g	72	砂糖漬20g/5

「高カリウム血症と食事」パンフレット(監修:渡邊有三)より

63 古い油は毒性が極めて高い

酸化した油は食べないようにする

人間の細胞は1個1個すべて細胞膜に覆われています。その細胞膜の原料は脂質です。だから、細胞をいい状態で保つために脂質の摂取は非常に重要です。

ただ、脂質は一歩とり方を間違えれば毒になり、その評価は簡単ではありません。

脂質の種類は複雑で、大きく分けて**飽和脂肪酸**と**不飽和脂肪酸**があります。不飽和脂肪酸には、一価不飽和脂肪酸と多価不飽和脂肪酸があり、さらに多価不飽和脂肪酸はω－6系とω－3系の2つに分かれます。

ω－3系の**EPA**（エイコサペンタエン酸）や**DHA**（ドコサヘキサエン酸）は動脈硬化を抑え、神経を健全に保つ優れた作用をもたらすことで知られています。青魚に多く含まれています。

図5－4のグラフにあるように、私たちが口にしている油は、さまざまな脂質を含んで

いますが、動物に由来しているものは飽和脂肪酸が多いということがわかるでしょう。植物性の中で、**ココナッツオイル**が突出して飽和脂肪酸が多くなっています。

飽和脂肪酸が多いと、常温で固体になる性質があります。私たちの体内でも固まりやすい性質があると考えられ、肉類などを過剰摂取すれば血液ドロドロ状態になって心筋梗塞などに罹患しやすくなります。

一方で、飽和脂肪酸は固体ゆえに**変質しにくい**という利点もあります。

脂質は変性が怖く、**酸化した油は毒性の強い物質になります**。

中東などを旅行して、重症の嘔吐や下痢を伴う「油に当たる」症状に悩まされる人が多くいます。日本でも、古い揚げ物などを食べると、胃がムカムカしますね。これは油の酸化が原因です。

酸化した質の悪い油を摂取していれば、消化器に直接の症状が現れるだけでなく、長期的には細胞1個1個を覆う細胞膜をも変質させます。古くなった油を料理に使うようなことは絶対にしてはいけません。

図5-4 脂肪の種類

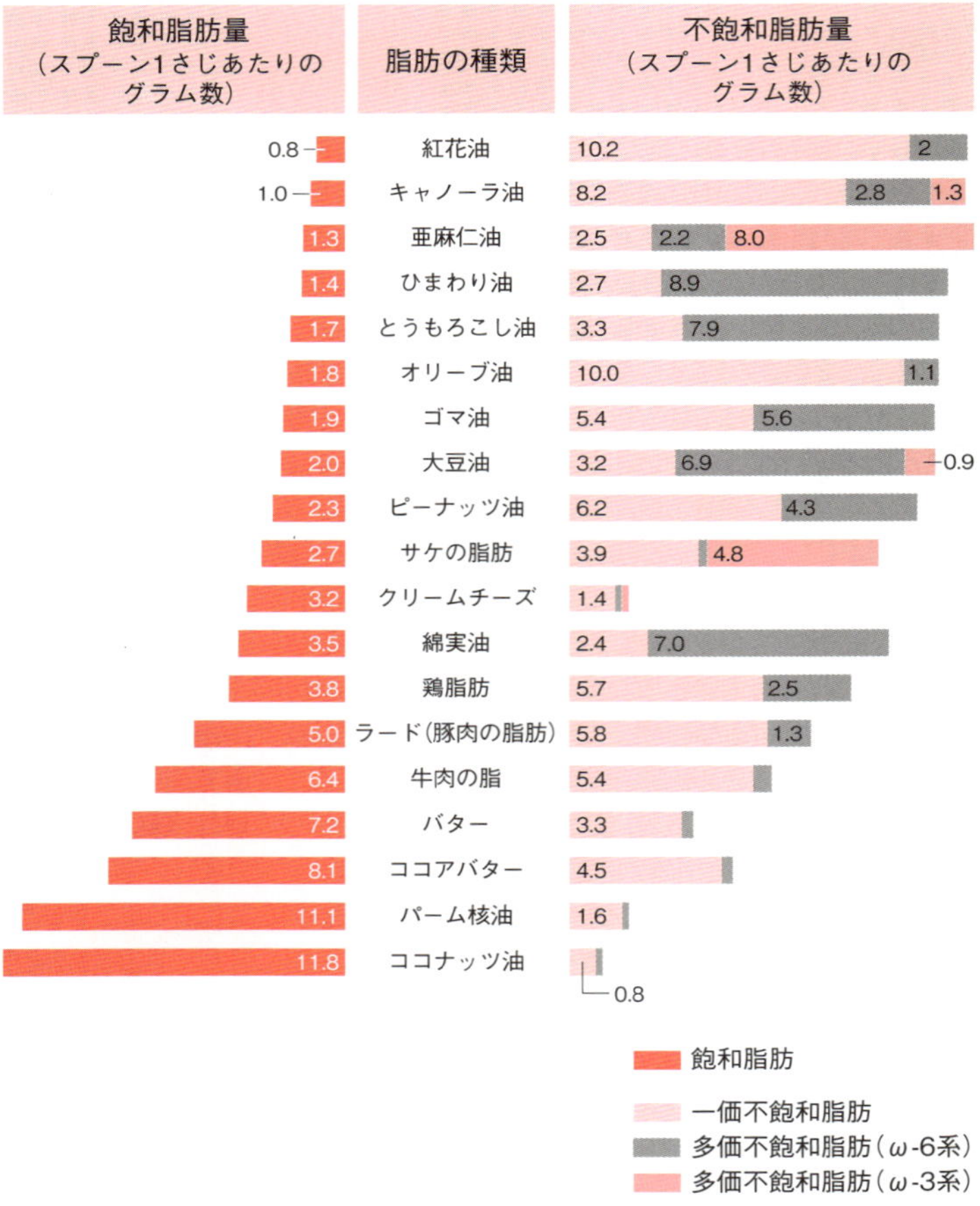

『デブリン生化学 原書7版』（丸善出版）より

64 なぜオリーブオイルは最強の油なのか？

流行の油はその後、危険性が指摘されている

前ページの図5－4をもう一度、見てください。

本書で摂取をすすめているオリーブオイルは、**一価不飽和脂肪酸**が豊富な油です。サケの脂肪は**多価不飽和脂肪酸**のω－3が多くなっています。青魚に含まれるDHA・EPAはこのω－3系に属します。

一時期、ω－6系のリノール酸が健康にいいとされ、トウモロコシやヒマワリを原料とする油がもてはやされたことがありました。ところが、いまでは**動脈硬化**を進行させることがわかっています。

さらに、バターの代わりにマーガリンを摂取することが推奨された時代もありました。しかし、マーガリンは本来、液体である植物性の油を人工的に固形にした不自然なものです。マーガリンに多く含まれる**トランス脂肪酸**は非常に危険な物質で、心疾患を増やすこ

病気を遠ざける

とがはっきりわかっています。

そのため、欧米ではトランス脂肪酸の使用が厳しく規制されているものの、日本では野放し状態です。コンビニで売られている菓子パンやスナック菓子には、マーガリンや**ショートニング**といった油が使われていますが、そこにはトランス脂肪酸が多く含まれていると認識してください。

このように、脂質については「いい」と言われていたものが、数年後には「危険」に変わることも多く、いたずらに飛びついてはいけません。

いま流行のココナッツオイルは、すでに**発がん性**が疑われています。まだ証明はされていませんが、おそらく危険な油ではないかと思われます。さらに、90％以上が飽和脂肪酸で、**動脈硬化を進める動物性脂肪**と同じ性質を持ちます。

一方、オリーブオイルについては、ほぼ１００％、健康にいい油として積極的に摂取していいと私は判断しています。聖路加国際病院の故・日野原重明先生も、毎朝オリーブオイルを飲んでいたそうです。

２０１６年の研究では、エキストラバージンオリーブオイルは食後血糖値を50㎎／dℓ以上下げることが報告されています。

摂取量の目安として、**大さじ1～2杯**（15～30ミリ）ぐらいを適量と考えていいでしょう。

ただし、**高品質の加熱処理をしていないもの**であること、**製造日からあまり日数が経っていない新鮮なもの**であること、**開封したら早めに使い切る**ことといった条件はつけておきます。

オリーブオイルは、液体の油でありながら、比較的変性しにくいと言われていますが、脂質は変性することで毒性が強くなっていきます。

その典型が酸化した**「過酸化脂質」**です。発がん物質と考えられており、酸化LDLを使い、動脈硬化の原因となります。過酸化脂質は、私たちの体内でもつくられますし、食品にも含まれています。とくに、油で調理して時間が経過した食べ物に大量に含まれます。

スーパーやコンビニで売られている揚げ物は、調理後ずいぶん時間が経っています。揚げ物を食べたいなら、とんかつ屋などで揚げたてを食べるようにしましょう。

青魚に含まれるDHA・EPAは酸化しやすいのが欠点で、アジの干物なども過酸化脂質が多く含まれます。

どんな油でも変性に注意が必要。加熱処理していないエキストラバージンオリーブオイルであっても、冷暗所で保管し、新鮮なうちに使い切ってしまいましょう。

65 ポテトチップスは悪魔の食べ物

悪性のすべてを兼ね備えた最悪の食品

これまで、健康を害する食事として、糖質の過剰摂取、AGEを増やす高温調理、時間が経って変性した油などをあげてきました。

これらの条件をすべて満たす食べ物に、ポテトチップスがあります。ポテトチップスは悪魔の食べ物と言えます。

最近、ポテトチップスなどのスナック菓子に「ノンフライ」をうたうものが多くなっていることに、あなたは気づいているでしょうか。これは、「こんなものをつくっていてはまずい」と早くからわかっていたメーカーが、ようやく自主規制を始めたからだと私は思っています。

実は、ポテトチップスには**「アクリルアミド」**という発がん性の高い物質が大量に含まれています。アクリルアミドはAGEの1つです。

もともとアクリルアミドは工業用に広く使われていた物質で、がんや繁殖障害を起こすことが知られていました。

そのため、あくまで「公害問題」として実態を調査していたスウェーデンで、食品中にもアクリルアミドが存在することが偶然にわかったのです。

このことは世界中に衝撃を与え、日本でも厚生労働省や農林水産省を中心に本格的な研究が開始されました。

その結果、とくに、**120度くらいの高温で加熱した炭水化物**（イモ類や小麦粉、米粉など）に大量に含まれることがわかりました。

つまり、ポテトチップスや**ドーナツ**、油で揚げた**スナック菓子**などには、アクリルアミドがいっぱい入っているということです。

こうした調査結果が出た段階で、スナック菓子のメーカーは相当な衝撃を受けたことでしょう。そして、「ノンフライ化」が静かに進められたのだと思います。

しかし、そういう一連の出来事を一般の消費者の多くはいまも知らずに、高温の油で揚げたポテトチップスを喜んで食べているのです。

アクリルアミドだけでなく、ＡＧＥの害から体を守るためにも、こうした食品を口にするのは避けましょう。

66 赤身のステーキを適量食べる

適量なら良質のタンパク質や鉄分を効果的にとれる

長く、「肉好きには血管系疾患が多い」と言われてきました。たしかに、霜降りのような人工的に太らせた肉を多食するとコレステロールが上がり、心筋梗塞など重篤な病気にかかりやすくなります。食事内容とコレステロールはさほどリンクしないとはいえ、脂肪の多い肉を多食すれば話は別です。

一方で、**長寿者に肉好きが多い**のも事実です。

彼らに共通しているのが、牛や羊などの**赤身肉のステーキ**をよく食べていること。とくに、**自然に放牧されているもの**を選んでいることです。

自然に放牧されて育った動物の肉は、良質のタンパクや鉄分を多く含む、非常に優れた食品です。余分な脂肪もなく、噛みごたえがあり、肉本来の持つ美味しさを味わえます。魚も養殖より天然のほうが美味しく健康にいいのと同じです。一口に「肉」と言ってもまったく質が違うのです。

脂肪の多い肉を多食すればコレステロールを上げるだけでなく、**大腸がん**の引き金になることもわかっています。肉自体ではなく、**動物性脂肪**ががんのもととなるのです。

わざわざ高いお金を出して、人工的に太らせた油だらけの肉を食べることはやめましょう。

目安としては、70グラム程度の赤身の肉を、2日に1度の割合で食べることをおすすめします。

67 焦げには、やはり発がん性がある

バーベキューのソーセージは二重の危険物

魚の焦げた部分に発がん性があることは、比較的以前から言われてきました。しかし、魚に限らず、焦げた食品は食べないほうがいいのです。肉も焦げれば**「ヘテロサイクリックアミン」**という発がん性物質ができることがわかっています。肉を高温で調理する過程で、なんらかの化学変化が起きるためと考えられています。

他にも、ポテトチップスで説明した**「アクリルアミド」**のような発がん性物質が、高温調理によっていろいろな形で現れることは十分に考えられます。まだ発がん性物質としては「発見されていない」もののなかに、危ないものはたくさんあるでしょう。

焦げた部分には発がん性物質だけでなく、**AGEもたっぷり含まれます**。焼くと、生肉の10倍のAGEができます。バーベキューで焦げたフランクフルトソーセージ（加工肉には発がん性物質も含まれています）を食べるなど、絶対に避けたほうがいいでしょう。

68 体を温めるのが免疫力維持の基本

ショウガ、トウガラシで血行を促進

脇の下などで測る体温を「皮膚体温」といって、体の奥のほうの「深部体温」より1度近く低くなります。皮膚体温で、36・5度くらいの状態だと、私たちの体の機能が最もよく働きます。ところが、いま、35度くらいの低体温の人が増えています。50年前の日本人の平均は36・8度だったと言われていますから、やはり食べ物など生活環境の変化が影響しているのだと思われます。

体温が下がれば免疫力が落ち、がんを含め、あらゆる病気にかかりやすくなります。また血行が悪くなることで、循環器の疾患はもちろん、肩こりなども起きやすくなります。

冬場はもちろん、クーラーを使う夏も冷たいものばかり食べずに、温かいスープを意識的にとってください。ただし塩分過多にならないよう、しょっぱい味のものは避けましょう。また、ショウガやトウガラシも体を温め血行をよくする成分を多く含んでいます。

第6章

100歳まで生きる人に共通する10のルール

世界の統計データが教える長生きの秘訣

イタリア、コスタリカ、日本……
世界の長寿者が実践している、
人生100年時代の食べ方・暮らし方とは？

長生きする人には共通のルールがある

世界の統計データからわかる「体にいい食べ方」

世界の平均寿命は、この35年間で10年も長くなりました。日本でも「人生50年」と言われた時代があったことなどウソのように、いまでは「100歳まで生きる」ことが普通になろうとしています。

実際に、100歳を超える日本人はすでに6万人を突破しています。私たちも、その仲間入りをすることは可能でしょう。

でも、それを私の患者さんに伝えると、みなさん笑います。「そんなに生きなくてもいいです。せいぜい85歳くらいで満足です」と。

しかしながら、100歳を迎えた人たちに「もう十分ですか」と問えば、「もっと生きたい」という答えが返ってくるそうです。というのも、100歳になってはじめて到達できる幸福感、煩悩の少ない独自の宇宙観のようなものが持てるようなのです。

そういう素晴らしい世界が味わえるのなら、私たちもぜひとも100歳を超えて生きてみたいものです。

では、そのために、いったいなにをしたらいいのでしょう。

まだ、そこに到達していない人の理屈に耳を傾けるより、現実に100歳を超えて生きている人たちから学ぶのが一番ではないでしょうか。いま40歳の研究者が、「こうすれば長生きできる」と言っていても、その人自身がいくつまで生きるのかわかりません。

それよりも、100歳を超えて生きた人たちがなにを食べ、どう暮らしてきたかを知り、まねしていくことを私は選びます。

長寿者たちの生活については、以前から世界中でいろいろな研究や調査がなされてきました。それらの結果わかっているのが、もともとの遺伝的体質が違う人たちが集まっているはずなのに、健康長寿の人が多い地域や、逆に寝たきりの人や短命者が多い地域が存在するということです。

つまり、持って生まれた体質よりも、**食事をはじめとした生活習慣が「長生きできるか短命か」に大いに関与している**ことが、統計的に明らかになっているのです。

序章でも触れた近藤正二博士の研究もその1つです。博士の調査では、海岸ぞいにも山奥にも長寿村と短命村が存在し、それぞれ食事内容に特徴があることがわかっています。

長寿の秘訣

最近では、イタリア南部アッチャロリという地域に、100歳を超える住民が非常に多いことが注目されています。アッチャロリに暮らす高齢者たちの毛細血管は非常に若く、20代の若者と同等の人すらいるそうです。彼らは、新鮮な野菜や魚をオリーブオイルとともに食べる習慣を持っています。

また、アメリカの「ナショナル・ジオグラフィック」誌の記者を務めるダン・ビュイトナー氏は、長寿者の多い地域をレポートし、『ブルーゾーン』（ディスカヴァー・トゥエンティワン刊）という著書にその結果をまとめています。タイトルにもなっている「ブルーゾーン」は、100歳を超えるような長寿者が多い地域を指しており、具体的に以下の4つの地域を取り上げています。

- **イタリアのサルディーニャ島中部**
- **日本の沖縄北部**
- **アメリカのカリフォルニア州ロマリンダ**
- **コスタリカのニコジャ半島**

本章では、こうした貴重な文献を読み解き、私なりに長寿者たちの「生活上の共通点」

をまとめてみたいと思います。

この「生活上の共通点」というのが大事で、長寿かどうかは単純に国籍などで括れるものではありません。たとえば、沖縄県がその典型です。『ブルーゾーン』でも指摘されていますが、沖縄には寿命に関して「2つのグループ」が存在しています。

1つは、100歳以上の長寿者が多い北部です。こちらは、ゴーヤを日常的に摂取するなど昔ながらの食生活を維持しています。

もう1つが、南部の那覇近辺を中心とするアメリカ文化を謳歌している地域です。ファストフードやランチョンミートを多食し、肥満者が増え、心臓疾患で早死にする人が日本で最も多くなっています。

アメリカ文化の侵入を「コカ・コロナイゼーション」と言いますが、それによって食事を変えれば人間の健康状態は大きく影響を受けるのです。『ブルーゾーン』で取り上げられたサルディーニャ島にも、最近、コカ・コロナイゼーションの波が押し寄せていることから、もしかしたらいずれ長寿地域ではなくなってしまうかもしれません。

そういうものに毒されることなく、これから述べる長寿者のルールを身につけ、100歳過ぎまで生きて、素晴らしい世界を堪能しましょう。

ルール 1

豆類をたくさん食べる

肥満・老化・病気を遠ざける真のスーパーフード

大豆などの豆類には、良質の植物性タンパクだけでなく、動脈硬化を防ぐとされる**ビタミンE**が多く含まれています。

また、抗酸化作用のある**ポリフェノール**が豊富で、私たちの体を老化からしっかり守ってくれます。

実際に、世界の長寿地域では、豆類がよく食べられています。

とくに、イタリアのサルディーニャ島中部バルバギアでは、小さめの空豆が日常的に食べられています。

沖縄では昔から、大豆を原料とした「島豆腐」という固めの木綿豆腐が、ゴーヤチャンプルなどの郷土料理に使われています。この島豆腐をずっと食べ続けている人と、ファストフードに変えてしまった人たちの間で、健康状態や寿命に差が出ているのではないかと思われます。

100歳を過ぎても元気でいるために、豆類を積極的に食べましょう。

日本のスーパーで最も簡単に手に入るのは、**豆腐や納豆、豆乳**といった大豆製品。これらは日常的に食べたい食品です。

枝豆や空豆、サヤインゲン、サヤエンドウなどが出回る時期には、さっと茹でてそのまま食べるのが一番でしょう。

また、乾物として、**小豆、ウズラ豆、ヒヨコ豆、レンズ豆、花豆**など多彩な豆類が1年中、手に入ります。乾物だけでなく、最近はすぐに料理に使える「水煮」タイプの商品がスーパーで売られるようになりましたので、こうしたものを使えば手軽に豆類の摂取量を増やせるでしょう。

これら豆類はこれまで、もっぱら甘い煮豆として食べられてきました。しかし、そこにはたくさんの砂糖を用います。

それよりも、水煮した豆をサラダに加えたり、チリコンカーンなど甘くない料理に用いることをすすめます。

ルール
2

野菜はたっぷり多種類食べる

野菜嫌いで長生きする人はいない

「野菜嫌いは短命」というのは、もはや疑いのない事実です。近藤博士が訪ね歩いたところでも、魚ばかり食べていたり、ごはんを多食して野菜の摂取量が少ない村はおしなべて短命でした。

健康長寿のことを考えたら、**1日に350グラムの野菜**を食べましょう。

350グラムというと、いろいろな野菜を両手のひらいっぱいに盛ったくらいです。一度、秤《はかり》で計測して自分の中で目安をつくるといいでしょう。

「そんなに食べられない」と、野菜ジュースに頼ったりしないこと。野菜ジュースには糖質がたくさん含まれていることが多く、しかも、**肝心な食物繊維がとれません**。

野菜に含まれる食物繊維は、腸内細菌のエサとなり、腸内環境を整えてくれます。日本人の1日の大便の量は減り続け、戦前は350グラムくらいだったのが200グラム以下に半減していると言われています。それだけ野菜の摂取量が減っているのです。

また野菜は、できる限り**無農薬**のものにこだわりましょう。

世界の長寿地域では、自然な形で育てられた野菜が食べられています。

とくに、カリフォルニア州ロマリンダは、セブンスデー・アドベンティストというキリスト教の一派の人たちが多く暮らしている地域で、彼らは、農薬や添加物などを徹底的に排除しています。

働き盛りの男性には野菜嫌いが多いのですが、それは、本当の野菜の美味しさを知らないからです。たとえば、コンビニで売られているサラダには、**殺菌剤**などの添加物が使われています。そういうものを食べて「野菜は美味しくない」と判断してはいけません。

野菜は「ＪＡＳ」マークの入ったものを選ぶか、それが手に入らなければよく水洗いして残留農薬を落としてください（その分、ビタミンとミネラルは失われますが）。

また、できるだけ**種類は多く食べましょう**。たとえば、ブロッコリーとレタスとトマトでは含まれる栄養素は違います。さまざまな種類の野菜を食べることで、ビタミンやミネラルがバランスよく摂取できます。

ルール
3
坂道を歩く

激しい運動ではなく
足腰を鍛える運動

イタリアのサルディーニャ島や沖縄北部に暮らす人など、長寿者の多くは坂の多い地域で生活し、その上り下りを繰り返しています。

近藤博士の調査でも、リュックを背負って分け入った山奥などに長寿村がありました。

また、近年、長寿世界一に躍り出て注目された香港は、急な坂道が多い地域です。

どうやら、**坂道の上り下りが長寿に寄与する**ことは間違いないようです。

坂道の上り下りは、適度な有酸素運動となり心肺能力が鍛えられます。また、平地の生活では使わない筋肉が使われるために、足腰が強くなります。

年齢を重ねるほど足腰の強さは重要で、弱ければ骨折リスクが上がります。ちょっと転んだだけで骨折し、そのまま寝たきりになる高齢者が後を絶ちません。

一方で、足腰が強ければ、自分の足でどこにでも行け世界が広がります。いくつになっても刺激を受けられ、認知症とも無縁でいられるでしょう。

みなさんも、働き盛りのいまから坂道の上り下りを日課にしましょう。会社の階段を活用するのもいいでしょう。

なお、健康長寿の地域の人々はよく働きますが、**あえて激しい運動はしません**。

激しい運動をすれば、呼吸数も多くなるため活性酸素がたくさん発生し、老化が進みます。そういう不自然なことは、あえてやらないほうがいいのです。

「健康のために」と走っている人は多いと思いますが、コンクリートの道に靴底が当たるときに、足裏の毛細血管を循環している血液中の赤血球が潰れてしまうこともわかっています。マラソン選手に**貧血**が多いのは、そのせいだと思われます。

世界的な大会に出場するような有名選手で、専門のトレーナーや栄養士がついていても貧血が起きるのです。一般的なビジネスパーソンが長い距離を走ることが長寿につながるとは、エビデンスの面からも思えません。

一方で、「坂道を上り下りしている人に長寿者が多い」ということはデータが証明しています。こちらに従うのが賢明と言えるでしょう。

ルール4

死ぬまで働く

肉体労働が長寿の秘訣

近藤博士が長寿村についての調査を行っていた頃、日本の僻地には「サラリーマン」はいませんでした。たいていが、農業、漁業、林業といった仕事をしており、定年なく男女ともに動ける限り仕事をしていました。

そして、調査当初は「重労働が寿命を縮めるのではないか」と推測されていたのに、結果的に**「重労働をしている地域のほうが長寿である」**ということがわかっています。

こうした傾向は世界でも同様で、サルディーニャ島のシラヌスという長寿村には、１００歳を過ぎても羊飼いとして長時間肉体労働をしている人たちがいます。

体が動く限り、仕事は続けたほうがいいのです。

ただ、勤め人の場合、それには限界があります。いま、日本のビジネスパーソンの多くは勤め人で、60歳で定年を迎えます。たいてい雇用延長の道を選ぶものの、いつかは退社する運命です。

そこで、頭を切り替えていただきたいのですが、仕事というのはなにも、いまの勤め先でやっていることだけではありません。人工知能（ＡＩ）の発達でまったく新しい仕事も生まれてくるでしょう。そういうものにチャレンジするのも素晴らしいことです。

あるいは、お金を受け取れるものでなくともいいのです。

ボランティアで地域の活動に参加するのも立派な仕事です。

一番いいのは**「家事」**かもしれません。なかでも掃除はおすすめです。掃除機など使わずに、床の雑巾がけをすれば、相当な運動になります。

料理は、ぼけ防止に最適です。メニューを考え、上手に段取りを踏みながら調理するには、かなり頭を使います。それに、本書で身につけた栄養知識を生かすこともできます。

とくに男性の場合、会社を辞めてしまうと人間関係が一気に狭まり、家に閉じこもりがちになります。その家で、なにもせずにふんぞり返っていれば、妻から粗大ゴミ扱いされるのがオチです。ぜひ掃除や料理を引き受けて、奥様を喜ばせてあげてください。とくに自分で料理を作ってみると、美味しいものが何かをはっきり知ることができます。

そもそも、勤め人と主婦という夫婦の形態ができたのは、つい最近のこと。昔から人々は、**男女ともに死ぬまで働いてきました**。会社を辞めたあとは、祖先たちと同じように生きていきましょう。

ルール5

生きがいを持つ

自分は必要とされていると感じること

元気に100歳を迎えているような人たちは、いくつになっても生きがいを持って前向きに楽しく暮らしています。

ただ、その生きがいは大げさなものではありません。たとえば、サルディーニャ島の羊飼いは羊の世話をすることが生きがいであり、日本の農村部で暮らしている長寿者は畑を耕すことが生きがいになっています。

要は、いくつになっても**「やるべきことがある」**というのが大事で、朝から晩まで、ぼんやりとテレビの前に座っているようではいけません。

そもそも、人間が生きていく上で「やることがない」という状態は本来あり得ません。身なりを整えたり、買い物や洗濯をしたりとやることは山ほどあります。

元気な高齢者の多くは、食事の支度や布団の上げ下げといった身の回りのことを「できるだけ自分でやりたい」と述べています。つまり、**毎日の暮らしを自分の力で送ることは、**

大きな生きがいとなるのです。

世界的登山家である三浦雄一郎氏の父、敬三氏は、101歳と325日の生涯を、現役スキーヤーとして終えました。妻を亡くしたあと、一軒家で1人暮らしを続け、食事など身の回りのことは自分でやっていました。心配して「一緒に暮らそう」という雄一郎氏の誘いを断ったそうです。

医学的には、**身体も脳も酷使した方がいいのです**。年をとったからラクをする必要がある、という考え方は間違っています。

若い頃のように体は動かなくても、できる範囲内で自分でやる。安易に若い家族に任せ、自分はラクをするという道を選ばないことです。

内閣府が高齢者を対象に行っている意識調査によれば、生きがいを感じられるかどうかは、**健康状態や友人の有無**などが大きく影響することがわかっています。

寝たきりでずっと人の世話になったまま長生きするのではなく、社会や家族、仲間に貢献して**「自分は必要とされている」**と感じることが大事。

そして、「自分は必要とされている」状況は、会社を辞めてもいくらでもつくれるのだと理解することが大事です。

ルール
6

徹底的な健康チェック

早期発見・早期治療は健康の基本

『ブルーゾーン』で取り上げられているカリフォルニア州ロマリンダには、セブンスデー・アドベンティストというキリスト教の一派の人たちが多く暮らしています。

彼らは、野菜やナッツ類を多食し、ウォーキングのような軽い運動を継続し、ボランティア活動などを通じて社会との関わりを維持するという生活をしている他、徹底的な健康チェックを行っています。長寿を実現するためには、がんや心筋梗塞、脳卒中のような命に関わる怖い病気を早期に見つけ、適切な治療を受ける必要があります。

しかし、現行の「健康診断」を受けているだけでは、それは難しい。肺のレントゲン、胃のバリウム、腹部超音波などの検査では、**早期のがんはまず見つかりません**。

私自身が定期的に受け、患者さんにも推奨しているのは、以下の検査です。

① 胃と腸は内視鏡で直接見てもらう

胃のバリウム検査は、かなりの被曝をするにもかかわらず、早期のがんを見落としがちです。しかも、異常があれば内視鏡検査を受けるのですから、最初からそれをやっていたほうがはるかに効率的です。

また、便の潜血検査で血液が混ざるようなら、**大腸がん**は相当進行しています。いま、男女ともに大腸がんが激増しているので、内視鏡による確実な検査が必須です。いまは検査で苦しまないように安定剤を注射し、気持ちよく寝ている間に終わります。まったく苦痛はありません。下剤が苦手だという方には、最新の３Ｄ－ＣＴ検査がおすすめです。

②胸部と腹部のＣＴ検査を受ける

肺のレントゲン検査や、腹部の超音波検査では小さながんは見つかりません。ＣＴで輪切りにして見ることで、肺、膵臓、胆嚢、肝臓、腎臓、卵巣などのがんを早期に発見することができます。胸部ＣＴには心臓の血管も写るので、異常があれば冠動脈ＣＴという簡単な精密検査を受ければいいのです。そうすれば確実に**心筋梗塞**を予防できます。

③脳のＭＲＩ検査を受ける

脳動脈瘤や小さな梗塞を見つけ、前もって予防薬を服用することで、命を落としたり重篤な後遺症が残る事態を避けられます。働き盛りに多い、**くも膜下出血**の予防も可能です。また、**脳腫瘍**も発見できます。海馬の委縮度を調べる検査を同時に行えば、**アルツハイマー病**（**認知症**）の予防も可能になります。

長寿の秘訣

ルール
7

食べすぎない

食べすぎず
腹七分目を習慣にする

高齢にもかかわらず元気に体を動かしている人たちは、「腹いっぱい食べる」ということをあまりしません。満腹になってしまうと体が重く、動きが悪くなるからです。

縄文人は、そもそも豊かな食糧を得ていなかったでしょうし、他の動物から襲われたときのことなども考え、満腹にはならずにいたのではないかと思います。

世界が豊かになると、人々はたくさん食べる喜びを追求するようになります。ところが、糖尿病などの文明病が増えてくると、食べすぎることの害に気づき始め、「腹八分目」が言われるようになります。

慶応大学医学部百寿総合研究センター特別招聘教授の広瀬信義氏によれば、100歳まで生きる人の共通点に**「腹八分目まで食べる」**というのがあるそうです。ちょっとしか食べないと体力がつかないし、かといって食べすぎるのもいけないというわけです。

ただ、人間にとって食べることが喜びなのは変わることはなく、多くの人はなかなかその誘惑には勝てません。とくに、お腹ペコペコの状態でやっと食事にありついたのに腹八分目でやめておくのは難しいものです。

にもかかわらず、今回、私は本書で**「腹七分目」**を奨励しています。しかし、これは「空腹を我慢する」というのとは違います。あくまで、「腹ぺこ→ドカ食い」という悪い流れから脱却し、知的に自分の「食」をコントロールしていくためのものです。アカゲザルによる長寿研究では、30％のカロリー制限が長生きにつながりました。

血糖値を大きく変化させてしまう「腹ぺこ→ドカ食い」を避けるには、いくつか心がけるべき点がありました。

- **同じ量を食べるなら、1日の食事回数を増やすこと**
- **ゆっくり食べることで満腹中枢に早く信号を送ること**
- **よく噛む必要のあるものを食べること**

このように食事のスタイルを変えていくことで、「腹七分目でも、ちっともひもじくない」が可能になります。空腹感に苛まれることなく、縄文人の食生活を踏襲することができるのです。

ルール
8

アルコールをたしなむ

体に悪いは
真っ赤なウソ

本書で何度も指摘しているように、ワインは健康長寿に寄与します。

サルディーニャ島の元気な高齢者には、肉体労働をこなしながら、ワインを1日に1リットルも飲む人がいます。

ワインに限らず、ずっと人類とともにあるアルコール類は、決して体に悪いものではありません。

沖縄でも泡盛が飲まれてきたし、医食同源をうたう中国では7000年前からお酒を飲んでいました。最近になって長寿世界一になった香港の人たちは、中国酒だけでなくワインもよく飲んでいます。

実際に信頼のおけるいくつかの研究で、とくにワインは体にいいものであることが証明されています。

ポリフェノールをたっぷり含んだ赤ワインは、**強い抗酸化作用**を持っています。

2004年のドイツからの報告で、辛口の白ワインには**やせる効果**があることもわかっています。

いずれの場合も**血糖値を下げるのです**。私自身の持続血糖測定の経験でも、夕食にワインを飲めば、翌朝の空腹時血糖値が低くなることは間違いありません。

宗教的な戒律などで禁じられているわけでもないのに、おかしな自主規制をするのはやめましょう。

アルコールに弱い体質の人が、「お酒を飲む→気分が悪くなる→お酒は体に悪いものだ」という思考回路に陥ってしまうのも無理はありません。しかし、飲める人までが、それに引きずられる必要はありません。

1日の終わりにはアルコールをたしなんで楽しいひとときを過ごす。これは、健康長寿に欠かせないライフスタイルなのだと思います。

下戸の医者に限って「あまり飲むとアルコール中毒になる」などと脅しますが、もともとアルコールに強い体質ではない日本人は、そもそも中毒になるほど飲めません。

あくまでそれは例外的な話。自分を知っているビジネスパーソンなら、いい飲み方ができるはずです。

ルール
9

チョコレートを食べる

カカオの成分には
さまざまな効能がある

1997年にフランスのジャンヌ・カルマンという女性が122歳で亡くなりました。彼女は生前のゴッホに会ったことがあるというくらいですから、いかに長寿だったかがわかるでしょう。

このカルマンさんの大好物が赤ワインとチョコレートでした。チョコレートは1週間で1キロも食べたという報告があります。

チョコレートの原料であるカカオにはカカオポリフェノールが豊富に含まれ、**強い抗酸化作用**を持っています。赤ワインのポリフェノールとの相乗効果で老化を抑えられていたのかもしれません。

また、もう少しで120歳というところまで生きた、アメリカ人のサラ・ナウスさんも大のチョコレート好きだったそうです。

日本の研究でも、**カカオ成分の多いチョコレートには血圧を下げる効果がある**ことがわかっています。カカオポリフェノールが血管の炎症を軽減し、それによって狭くなっていた血管が広がることで血圧が下がるのだと思われます。

また、カカオには**カルシウム、亜鉛、マグネシウム、鉄といったミネラルが豊富で**、それら成分も健康長寿に寄与すると考えられます。

おやつの習慣がある人、仕事中に口寂しくなってついスナック菓子などをつまんでしまう人は、これからはチョコレートを食べるといいでしょう。

もちろん、食べすぎないことは重要です。

カカオ成分が70%を超えるビターなチョコレートを、1日に25グラムくらい摂取するのが理想と言われています。

ちなみに、ホワイトチョコレートは、カカオバターは入っているものの、ポリフェノールやミネラル成分はブラックチョコレートにはるかに劣りますのでNGです。

砂糖たっぷりでカカオ成分が少ないものを多食すれば、かえって太ってしまいますから、しっかりとした目で選び、適量を守りましょう。

長寿の秘訣

ルール
10

医者を選ぶ

医者はピンキリ。自分で選べるリテラシーを持つ

長寿者は、もともと健康に恵まれているという一面はあります。しかし、長く生きていれば、たいてい何らかの病気を体験しています。彼らがラッキーなのは、病気になったときに、いい医療機関にかかったことです。

健康管理を徹底しているセブンスデー・アドベンティストの人たちが暮らすカリフォルニア州ロマリンダ地域では、立派な大学病院が作られており、そこでドック検査を行い病気が見つかれば、最高レベルの治療が受けられるようになっています。

現代は、医療に関してもありとあらゆる情報が錯綜しており、玉石混淆の状態です。みなさんは、**確かな目を持っていい医者を選ばねばなりません**。

糖尿病専門医として長く活動してきて思うのは、医者にもピンキリあるということです。糖尿病の主治医なのに尿アルブミンの合併症検査を行わない医師はキリの方かもしれません。とくに医者選びで大切なのは、がんを含めた外科医。そして最近は、内科でも心臓のカテーテル治療や胃、腸などの内視鏡治療を行う医師です。

同じイタリア料理のレストランでも、美味しい店とまずい店があるのは、コックの腕が違うからです。そういう腕の違いは、医者にだってあります。

腕の悪い医者にかかって被害を受けるのは患者さんです。「医者だから信用していたのに」と恨んでみても始まりません。

腕のいい医者は、大きな病院にいるとは限りません。群馬大学や千葉大学の付属病院で、患者さんの死亡事故が相次いだ事件は記憶に新しいでしょう。

有名な大学病院には、医者になりたての新人がたくさんいます。そういう新人も、プロになっていくためには経験を積まねばなりません。そのために、患者さんの誰かが、その新人の「手術1号」になるわけです。

ビジネスパーソンは普段の仕事のクセで、どうしても「大きなところ」を信用してしまう傾向にありますが、医者選びに関しては、その考えは捨てましょう。

医療関係者や、実際に病気を経験した人たちに話を聞いたり、さまざまな角度から情報をつかんで、患者リテラシーを高めてください。

おわりに——「わかっていない」とわかることから始めよう

「いい仕事をするためには、何よりも健康が大事ですよ」

仕事に邁進するビジネスパーソンに対し、私は折にふれ強調してきました。すると、たいていの人は「わかっています」と答えます。しかし、「わかっていない」のです。

みなさん、健康は当たり前で空気のようなものだと思っています。

風邪を引いて38度の熱が出れば、「ああ、つらい。健康ってありがたい。これからは、もっと体を大事にしよう」と思うのに、治ればすぐに忘れてしまいます。

私のクリニックには、糖尿病を放置してどうにもならなくなってからやってくる患者さんもいます。それまでかかっていた医者から「もはや人工透析しかない」と宣告され、慌てて助けを求めてくるのです。

人工透析は1回4時間ほどかかる治療を週に3回くらい必要としますから、著しく生活の質を落とします。これまでと同じように仕事を続けることはほとんど不可能です。患者さんは身体障害者1級の手帳を受け取り、診療費は無料になります。それほど、大変なことなのです。

ここまでひどくしてしまう患者さんの大半が男性で、しかも成功者です。彼らは、おそらく30代〜40代に血糖値の異常を指摘されていたはずですが、自覚症状がないため放置して仕事に励んでいたのでしょう。つまり、「わかっている」と言いながら「わかっていない」行動をとってきたわけです。

男性の中には「俺は太く短く生きるから糖尿病なんて治療しない」と言う人も少なくありません。ですが、そういう人ほど透析になって後悔します。

また、最近は自分ががんにかかったときのことを想像して、「積極的な治療は受けません」「がんを受け入れます」などと言う人もいます。これも「わかっている」つもりで「わかっていない」典型です。

がんが進行すると、どれほど大変なことになるかわからないから、そんなカッコいいことが言えるのです。末期になったら痛みに耐えかね、病院に駆け込むことになるでしょう。

自分の体について、あなたは「わかっている」と思っているかもしれません。しかし、実はまったく「わかっていない」ということに気づいてください。そして、「わかっていない」というところからスタートして、食生活を変えてください。

私の患者さんたちを見ていても、いまの30代や40代は無理をしていると感じます。昔と違って夫婦共働きが当たり前になり、とくに男性は健康管理がおぼつかなくなっているようです。

その証拠に、働き盛りの男性に肥満が増えているではありませんか。

そんな働き盛りのビジネスパーソンのみなさんに、もう一度、本書の3つのポイントをお伝えしておきます。

第一に、気にすべきはカロリーではありません。**糖質**です。現代社会は気づかないうちに糖質過剰摂取に陥るワナがたくさん仕掛けられています。

そうしたワナから抜けだし、糖質摂取量を減らし、**血糖値を大きく上下させないこと**こそ、「太る→老ける→病む」を避ける唯一の食事法です。と同時に、集中力を高め、最大のパフォーマンスを実現する食事法です。

第二に、私たち人類が誕生したときにはなかった**不自然な化学物質を避け、酸化や糖化から身を守り**、本来備えられている**免疫力**を引き出しましょう。

食事は、強く生き抜くための、パフォーマンス高く働くための、最大のスキルです。

そして第三に、早期にがんなどの病気を見つけられる**確実な検査**を受けてください。そうすれば、ラクにガンや心筋梗塞から身体を守ることができます。

いま、盛んに働き方改革が言われていますが、改革は人に頼っていてはできません。最後は自分で自分を守らねばなりません。

なによりも大事なあなたの健康。それを守るための食生活について、どうか大切に考えてください。

牧田善二

2017年9月

［著者］
牧田善二（まきた・ぜんじ）
AGE牧田クリニック院長。糖尿病専門医。医学博士。
1979年、北海道大学医学部卒業。ニューヨークのロックフェラー大学医生化学講座などで、糖尿病合併症の原因として注目されているAGEの研究を約5年間行う。1996年より北海道大学医学部講師。2000年より久留米大学医学部教授。2003年より、糖尿病をはじめとする生活習慣病、肥満治療のための「AGE牧田クリニック」を東京・銀座で開業し、延べ20万人以上の患者を診ている。
著書に『糖質オフのやせる作りおき』『糖質オフ!でやせるレシピ』『糖尿病専門医にまかせなさい』『糖尿病で死ぬ人、生きる人』『日本人の9割が誤解している糖質制限』『老けたくないなら「AGE」を減らしなさい』『人間ドックの9割は間違い』他、多数。

医者が教える食事術　最強の教科書
——20万人を診てわかった医学的に正しい食べ方68

2017年9月21日　第1刷発行
2018年5月22日　第15刷発行

著　者——牧田善二
発行所——ダイヤモンド社
〒150-8409　東京都渋谷区神宮前6-12-17
http://www.diamond.co.jp/
電話／03·5778·7232（編集）　03·5778·7240（販売）
装丁————井上新八
本文デザイン—二ノ宮 匡（ニクスインク）
編集協力——中村富美枝
校正————鷗来堂
製作進行——ダイヤモンド・グラフィック社
印刷————勇進印刷（本文）・加藤文明社（カバー）
製本————加藤製本
編集担当——市川有人

ISBN 978-4-478-10221-3